讓「滑液」恢復活力的體操

改善退化性髖關節炎疼痛

酒井診所集團代表
酒井慎太郎 著
徐詩涵 譯

12個 自我伸展操
5個 雙腿體操
3個 網球按摩法
2個 關節自我檢測

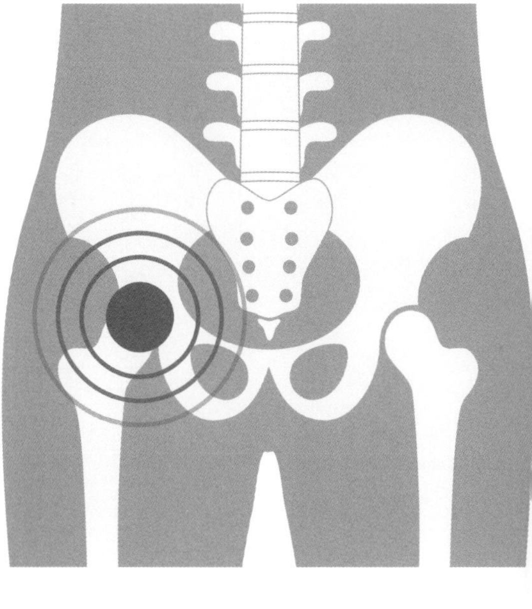

透過 20 個居家伸展操
恢復「滑液」，
改善你髖關節的不適。

選對運動勤保養 活動自如好「髖」敞

臺北榮民總醫院神經醫學中心神經修復科 物理治療師　林子崴

你有「髖關節疼痛」的經驗嗎？

你身邊的親朋好友有「退化性關節炎」的困擾嗎？

其實，髖關節是由一個球型（股骨頭）及杯狀物（髖臼）所組成的球窩關節，現在請將左手握拳，右手張開手掌包住左手，這時你的左手拳頭應該可以順暢在右手掌心內轉動，這就是髖關節理想的活動狀態，就是因為有這樣的活動度，我們才能自如地進行坐、蹲、站、走等功能性動作。而拳頭與掌心之間的空間（關節腔）內富含著「滑液」，則可形成足夠的緩衝避免關節內摩擦。

但如果因為受傷或過度使用等因素，造成髖關節周邊軟組織彼此拉力失衡，使得股骨頭不在「原廠」位置，那在執行日常生活動作時就容易與髖臼相互摩擦而增加髖關節退化與疼痛的風險。

因此，如何讓髖關節回到「原廠設定」的位置並保有適當的「滑液」就是一個重要的保養之道。而本書中酒井老師獨創利用「網球」就能執行的「簡易版關節囊內矯正術」也許就是一個讓你髖關節「歸位」的不錯選擇。

我過去在企業做健康促進演講時，也會利用網球或泡棉滾筒來教學員做「自我肌筋膜放鬆技巧」，除了可以讓肌筋膜「復水」並回復到應有的彈性與韌度之外，也可以改善肌肉間失衡的狀態以提供關節穩定。

本書中，除了提供多張圖文並茂且淺顯易懂的「運動衛教圖卡」，給有髖關節衛教運動需求的讀者做為參考之外，酒井老師也從坐、站、臥、行等面向來告訴讀者如何「調整生活習慣」來有效保養髖關節。

最後，本人以物理治療師的身分提醒讀者：治療關節疼痛並沒有「萬靈丹」，你必須充分感受自己身體給你的回饋，有效，請繼續；沒效，也不用太專情。期待你能從本書中找到適合你的衛教運動，讓你的人生活動自如好「髖」敞。

運用淺顯易懂的練習動作 增強活動度受限的關節

iSEM國際多裂肌脊椎運動創辦人　楊琦琳

在艱困的疫情期間，由酒井診所集團代表酒井愼太郎所著『改善變形性髖骨關節炎疼痛！讓「滑液」恢復活力的體操』一書翻譯成中文版，為台灣飽受髖關節所苦的民眾帶來福音，書內設計許多淺顯易懂的運動，從骨盆到踝關節；從髂腰肌伸展到小腿肚拉提；從個人到雙人動作，掌握動作小技巧、提升自我運動表現、預防疼痛的肌耐力鍛鍊、促進健康的終極指南。

世界衛生組織公布三大健康殺手，骨關節也入列，全身約有200多個關節，舉凡承受重量的關節區，像是頸椎、腰椎、髖關節、膝關節、踝關節，長期的施力不正確都可能發生退化、發炎，甚至是關節疼痛。中華民國風濕病醫學會指出，膝關節平均每年動100萬次，台灣人平均壽命81.3歲，換算會磨耗超過8,000萬次，運用次數多關節磨損也越厲害，最終免不了患處疼痛、行動不便、甚至到退化性關節炎的困擾。衛生福利部（二〇二一）統計顯示，二〇〇九年至二〇一五年進行全髖關節置換病人已由38,837人次增加至48,270人次，每年髖關節置換手術約10,000人次，約七成的民眾都有關節疼痛的問題。

吾從事臨床護理工作有十餘年，看盡許多因骨關節問題而求助醫療和復健，在門診、領藥、出院而離開醫療單位，生活又是故態復萌，對於預防重於治療的重要性拋於腦後，也鑑於此，自己以醫事專業，以及運動教學二十餘年經驗鑽研並出版全球首本「多裂肌脊椎保健運動」的著作，強調脊椎與關節對稱性平衡的肌力運動原理與肌耐力研發，指導過胸椎以下癱瘓、腦性麻痺、心臟病、脊椎術後一年等個案，讓民眾從居家生活養成鍛鍊負重關節的肌力運動。

自二〇一九年底疫情爆發，醫療人力吃緊，清零政策，許多關節開刀能延期就延期。非常推薦『改善變形性髖骨關節炎疼痛!讓「滑液」恢復活力的體操』翻譯出版，書上除了示範腳跟推壓體操、網球伸展操的舒緩動作之注意細節，如網球滾動按摩法（鼠蹊部、臀部下緣、臀部側面）、雙腿墊高體操（前側版、後側版）、躺姿扭轉式伸展操、壓下巴體操、坐姿後仰伸展操等，本書作者酒井慎太郎善用「伸展技巧」，利用小道具來放鬆僵緊的下肢肌肉群及增強活動度受限的關節，非常有應用價值，極力推薦給讀者做為練習重點的一部分。

許多身體出現的小症狀都可能是發展成嚴重疼痛的前兆

麗脊完美創辦人　葉明嘉

儘管能夠根除疼痛，一旦面臨手術任誰都會感到不安的。我相信有不少的患者因此沒有選擇手術，並在不便與疼痛中度過每一天。這本書的前言讓我看見遠在日本的酒井老師對患者的用心，而這本書的問世期能協助目前正在深受病苦的民眾能夠找出疼痛的根源並選擇正確的方法來減少疼痛，降低手術的機會，提升良善的生活品質，相信這是酒井老師及其相關醫療從業人員所樂見的。

回想起在二〇一四至二〇一八年，在馬來西亞古晉與檳城兩間診所駐診的過程中，面對的都是病苦中的個案，都是不容易處理的個案，這些個案中有許多情況都跟書中所寫的狀況是一樣，髖部臀部周遭所衍生的問題，真的是難以想像。有些個案根本說不出來到底是哪裡有問題，因為全身疼痛非常不舒服；還有些患者就如同酒井老師所說：走路姿勢不自然、行走時會左搖右晃、拖著腳走路或是盤腿、正坐、穿脫襪子或繫鞋帶時，感覺單腳的大腿根部無法靈活彎曲或活動，原來這些小狀況都是出現嚴重疼痛前的徵兆！

在書中，提供關節檢測的自我檢查方法，確認髖關節狀態，提供給大眾能及早發現並及早治療。並將退化性髖關節炎以外得常見髖關節疾病及經常誘發的疾病與痛在哪？怎麼痛？身體正在發生甚麼變化以及致病的原因，目前主流的治療方法及其存在的問題，酒井老師敘述的非常清楚。

是一本很值得我們一起來學習的知識與觀念，老師更進一步提供防範於未然的方法，就是每天進行讓「滑液」恢復活力的體操，讓人生充滿活力與行動力。

很榮幸為此書寫推薦序，也很高興獲取這麼前端的觀念，未來我也將會應用在我服務的民眾身上，讓他們未來的人生活力滿滿，健康滿分，也祝福此書在台灣能廣泛流傳，新書大賣。

關節囊內組織液平衡是健康關節功能的一項指標

Just Well運動物理治療團隊執行長　蔡維鴻

在醫學臨床上，我們經常遇到髖關節病變的患者，比例分布上又常好發於女性個案，常見的原因有先天性髖關節發育不全、過度使用、不當使用、不運動而造成提早退化以及體重過重等等。

而我的病患中多數都是從事舞蹈這類的工作者，她們幾乎都有髖關節磨損的狀況，因此除了一般常見的伸展運動之外，放鬆按摩的技巧和髖關節周邊的肌群肌力訓練準則，就成為時常在治療後教導個案，必須回家執行自我居家照護的功課之一。

然而，人體有70％是水分，大至器官小至細胞，因此水分在人體便扮演著十分重要的角色，關節囊內的組織液平衡，更是健康關節功能的指標。組織液太多會造成腫脹，這有可能是肌肉不當使用造成摩擦或關節擠壓造成發炎，衍生成組織液增生和關節積水的現象，狀況嚴重時還要進一步進行抽關節液才能緩解疼痛；另外，關節的組織液也會因為老化或是運動量下降，造成代謝與循環能力降低，進而跟著減少，如此一來關節便缺少潤滑、壓力緩衝和平均受力等能力，這時關節退化的現象就會慢慢的衍生出來，形成常見的關節磨損病症！

撰寫《改善退化性髖關節炎疼痛！讓「滑液」恢復活力的體操》的酒井治療師，除了在書中教導大家有關於髖關節的坐姿及站姿之外，甚至連睡姿都分享了正確使用的方式和姿勢。因此，我最喜歡也最想推薦給大家的原因是，在書籍內容裡除了告訴讀者，如何運用簡單的自我按摩達到放鬆的效果之外，更分享有關下肢重點肌群的伸展方式和運動體操，尤其是在小腿和足部體操方面，都帶入經常容易被大家所忽略，但卻又十分重要的肌力訓練動作。這也再次呼應了萬丈高樓平地起的概念，讓大家更知道足部結構平衡和下肢中軸穩定之間，有著息息相關又密不可分的關係。

俗話說：投資理財有賺有賠，但投資健康卻能穩賺不賠。現在就讓我們一起跟著酒井治療師學習正確的健康概念吧！

前言—使滑液恢復活力！

「不知何時起，不能再盤腿坐了。」

「散步時被路上的階梯差點絆倒在地。」

「彎下腰要穿襪子都有些困難。」

購買本書的讀者，你是否也曾經或正有上述經驗呢？亦或是當你走路時，總會感到鼠蹊部好像有點不對勁，或是感到臀部附近的肌肉會痠痛或疼痛。

可是這些狀況又不是每天都會發生，加上以各種角度來活動雙腳後，這些不適和疼痛都會消失，因此就認為這「沒什麼大不了」或是覺得「老了也沒辦法」而置之不理。

然而，如果本書的標題，「退化性髖關節炎」一詞會引起你的注意，這就表示或多或少髖關節已經讓你感到一絲不安了吧。

那麼，相信本書的內容一定能為各位讀者們帶來幫助。

上述提及由髖關節問題所引起的不適和疼痛的症狀，若是持續置之不理，恐導致髖關節的軟骨磨損、變形，甚至誘發「退化性髖關節炎」進而引起髖關節的劇烈疼痛。

現今，在日本約有400萬人受退化性髖關節炎所苦，其中約有9成的患者是女性。該病通常好發於40歲以上，但自20歲、30歲起就會出現相關徵兆，若是毫不在乎，放任毛病不處理的話，到了40歲、50歲之後，便會開始感到髖關節疼痛，出現行走不順的情況。而大多數的人往往都等到症狀嚴重惡化時，才知道去骨科尋求治療。然而就診後，醫師多數只表示要「後續追蹤」，給你開立止痛藥而已。服用止痛藥雖然能舒緩不適症狀，但不假時日症狀復發，需要再次返回醫院複診，最終陷入永無止盡的惡性循環。

退化性髖關節炎是一種會隨著時間不斷發展的疾病。在進行後續追蹤的過程中，髖關節會開始變形，造成跛腳、無法正常行走等情況，疼痛亦會加劇。最終患者將面臨抉擇「是否接受手術治療」的難關，因為醫師會告訴你「若想完全根治，唯有接受手術治療」。

儘管能夠根除疼痛，但面臨手術任誰都會感到不安。所以，我相信有不少患者因此沒有選擇接受手術，而在不便與疼痛中度過每一天。

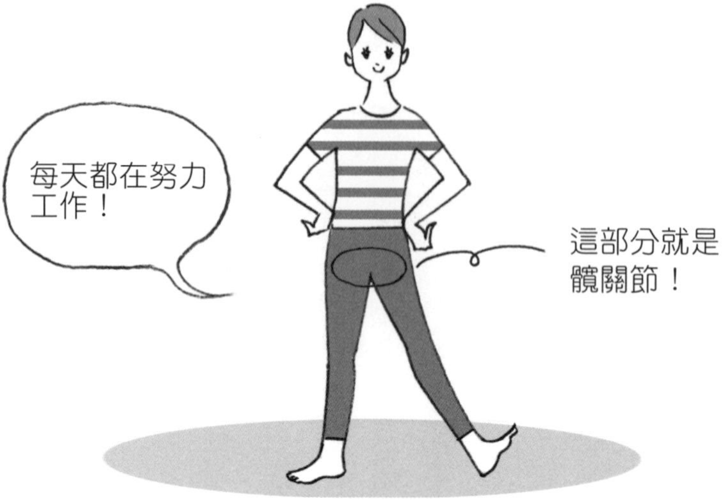

其實想治療退化性髖關節炎，並非只有手術這個單一選項。

只要及早接受「關節囊內矯正」等適當的治療措施，使滑液恢復活力就有100％的機率能夠痊癒。

本書將介紹能夠大幅提升治療成效的方法，教各位學會如何自我照顧，且透過自我矯正髖關節的方法，使滑液恢復活力以達到舒緩疼痛的效果。儘早消除對於髖關節問題的不安，一起找回健康快樂的自己。

目錄

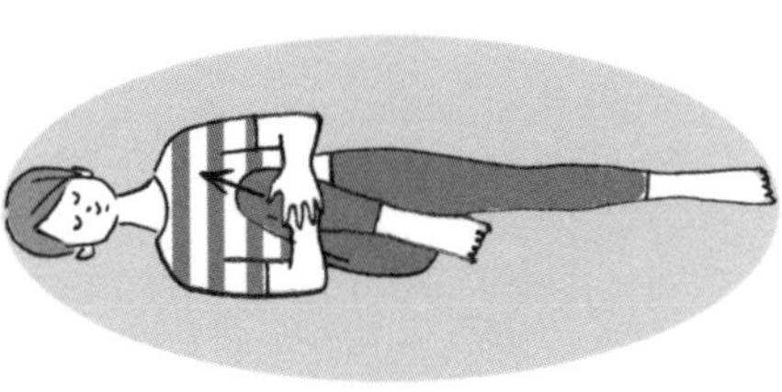

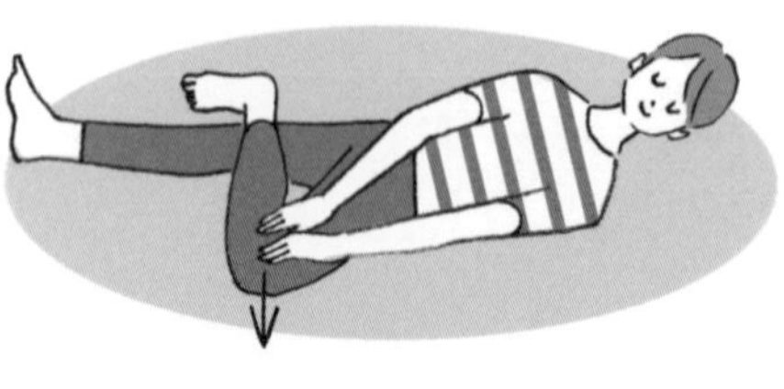

第2章 讓「滑液」恢復活力的體操

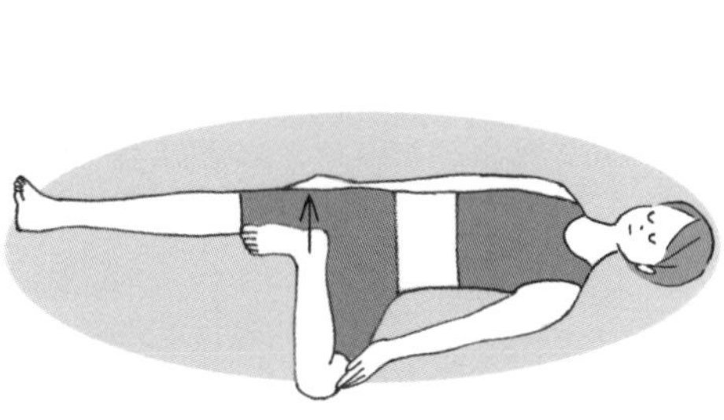

第3章 間接讓「滑液」恢復活力的體操

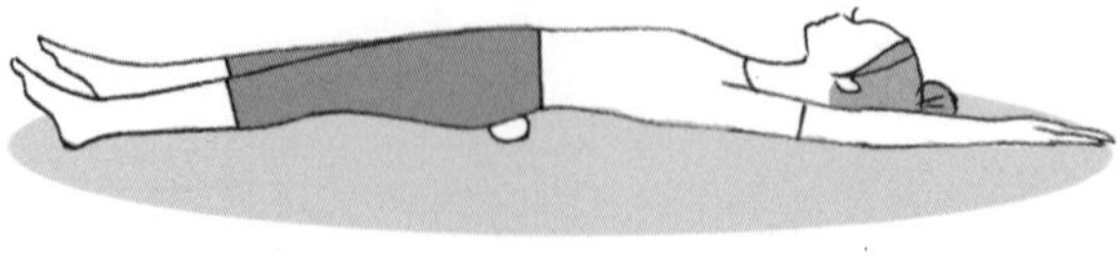

第4章 讓「滑液」恢復活力的生活習慣

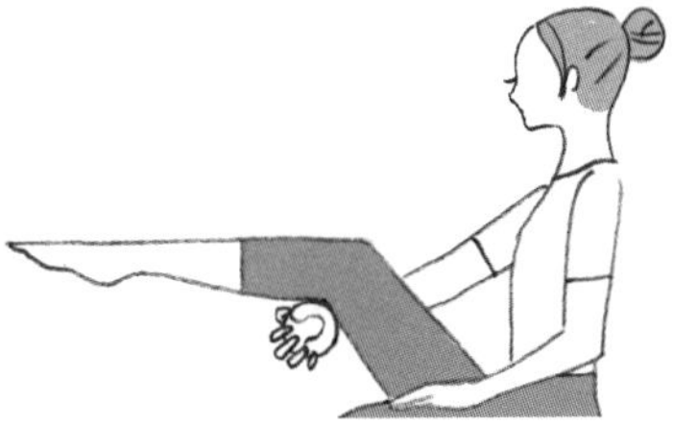

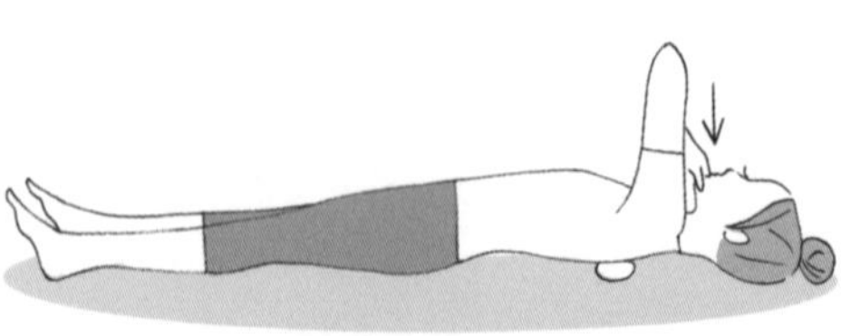

第 1 章

退化性髖關節炎與「滑液」

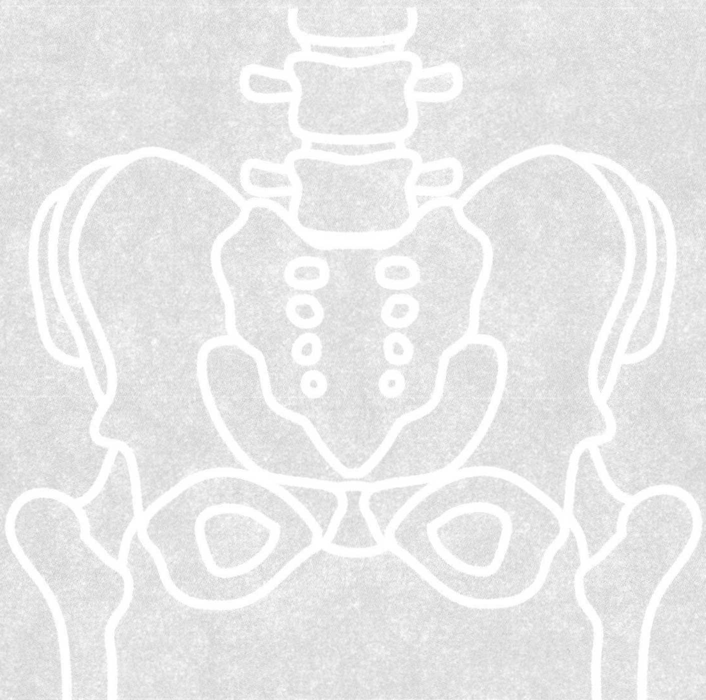

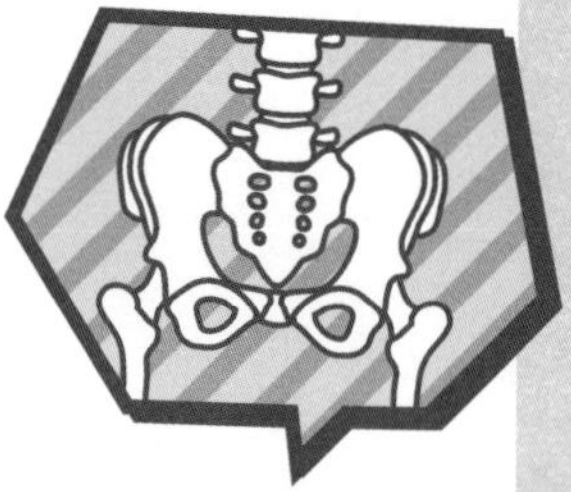

髖關節與滑液的功能

■髖關節是連結上下半身的關節

要了解及改善退化性髖關節炎，首先對髖關節的構造與功能需有一個基本的認識。

髖關節是連接人體軀幹和下肢的大關節，由股骨上方球形的「股骨頭」與骨盆上的杯狀凹槽「髖臼」組合而成。肩關節也有類似的結構，但髖關節的凹槽更深，因此也更為穩定。

髖臼和股骨頭的表面包覆著具有彈性的「關節軟骨」，可以緩和體重的負荷及來自地面的衝擊力。

髖關節周圍的骨骼與肌肉的構造

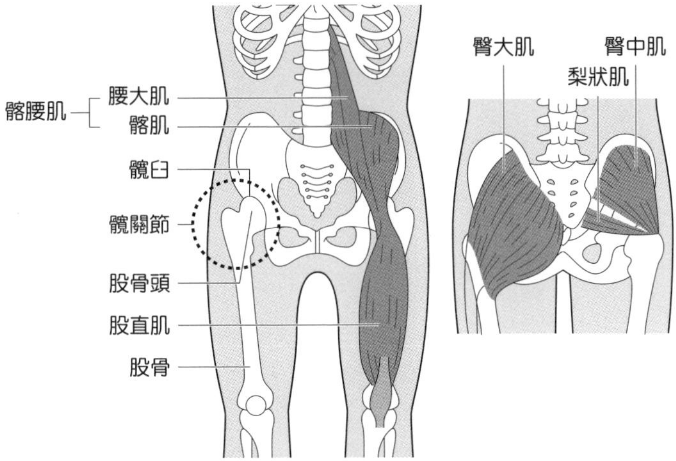

此結構讓身體得以做出「站立」、「走路」、「坐下」等動作，甚至可以靈活地彎曲或伸展身體，大腿外伸內收、雙腳開合也能活動自如。

■滑液的重要性

話說回來，大家知道髖關節長在身上的哪裡嗎？

髖關節是指身體軀幹與雙腳相連的整個區域，其中包括「鼠蹊部」與「臀部下緣」。

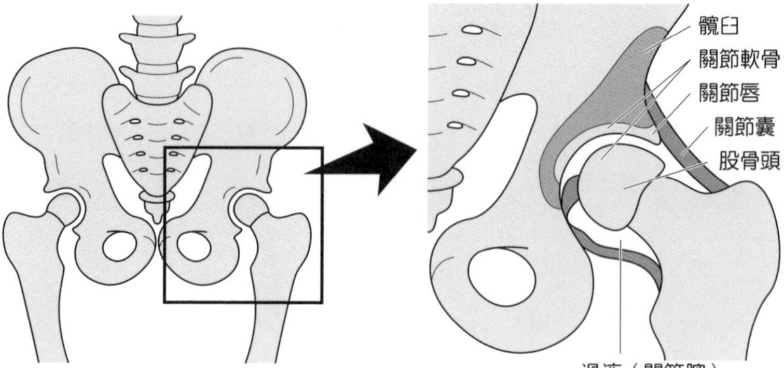

髖關節無時無刻都承受著巨大重量。僅僅只是站著，包含頭部在內，整個上半身的重量都會施加在關節上，每當進行走路、跑步或跳躍等動作時，髖關節就會受到震動及衝擊。雖然肉眼看不見，因此有點難以理解，但髖關節一直在幕後默默耕耘著，這就是為什麼髖關節那麼容易出問題。

而幫忙減輕負擔的就是「滑液（參照上圖）」。

在健康人體的髖關節中，關節腔內充滿了足夠的滑液，但由於老化或意外等各種原因（請參照第40頁），滑液將逐漸減少，髖關節的緩衝功能便會隨之衰退。

髖關節的緩衝功能一旦減弱，骨頭間相互摩擦，最終恐怕會導致誘發退化性髖關節炎的問題。

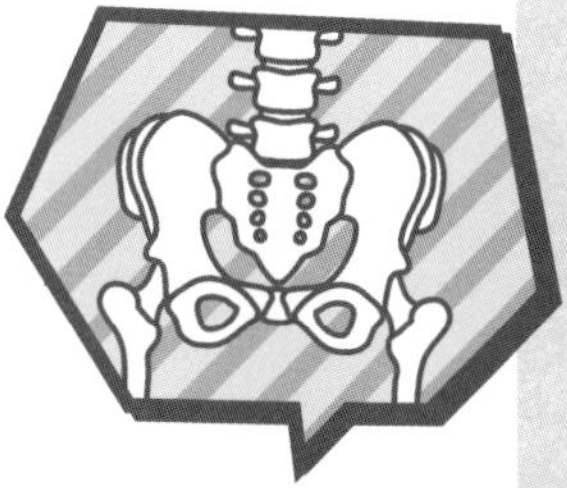

出現嚴重疼痛前的徵兆？

■被告知「走路姿勢不自然」

髖關節位於身體深處，神經難以識別微小的疼痛，於是症狀加劇之前患者並不容易感知疼痛，所以有很多退化性髖關節炎的案例，都是在不知情的情況下發生的。

不過，想知道髖關節的狀況，其實是有跡可循的。例如，你是否曾被周圍的人說過走路方式很怪異不自然？

當髖關節出現異常時，日常生活中的一些小動作都會隨之發生變化，其中最明顯的即是走路的方式。你是否有行走時左搖右晃，拖著腳走路的情形呢？

自覺症狀包括盤腿、正坐、穿脫襪子或繫鞋帶時，感覺單腳的大腿根部無法靈活彎曲或活動等。

■身體活動時開始會感到不適或疼痛

身體活動度的退步，經常是退化性髖關節炎極為早期的症狀，因此稱為「髖關節炎前期」。

在此階段，尤其在「一開始活動身體的時候」，像是走路邁出的第一步、站立或坐下時的不適，接著當長時間行走或運動後，感到髖關節略有痠痛或卡頓感，即便不明顯，只要有那麼一瞬間的疼痛感，切勿放任不處理。

由於在大多數情況下，這些不適會在經過活動或稍作休息後便獲得緩解，容易導致許多人誤解成「疲倦」或是「想太多」，而置之不理。

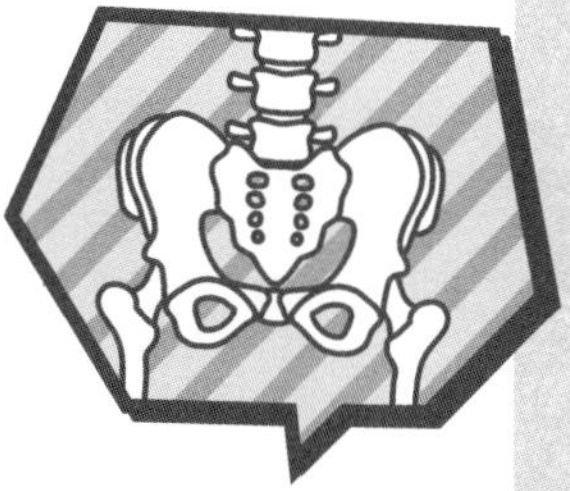

「關節自我檢測」確認髖關節狀態

■最重要的是及早發現、及早治療

只要及早給予適當治療，退化性髖關節炎的症狀便能獲得顯著改善。反之，若是置之不理或處置不當，有30%的患者的病程將在10年內進展至中期，嚴重影響日常生活，陷入無法逆轉的窘境。及早發現、及早治療對髖關節的保健與其他大多數的疾病並無二致，。

接下來，請利用2種確認髖關節狀態的自我檢測方法。

■關節自我檢測①

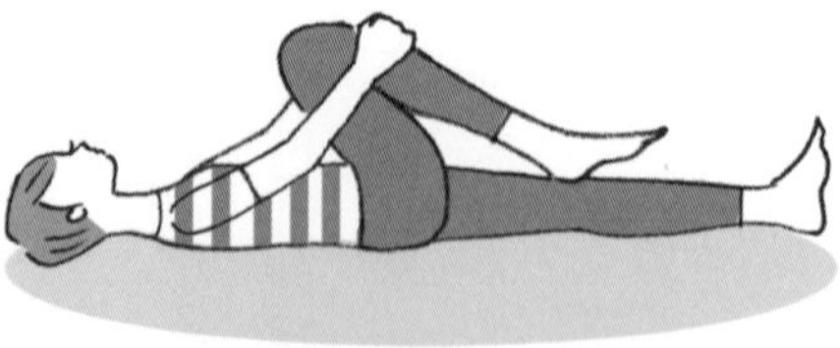

1 於地面仰臥平坦，舉起單腳，以雙手抱住膝蓋。

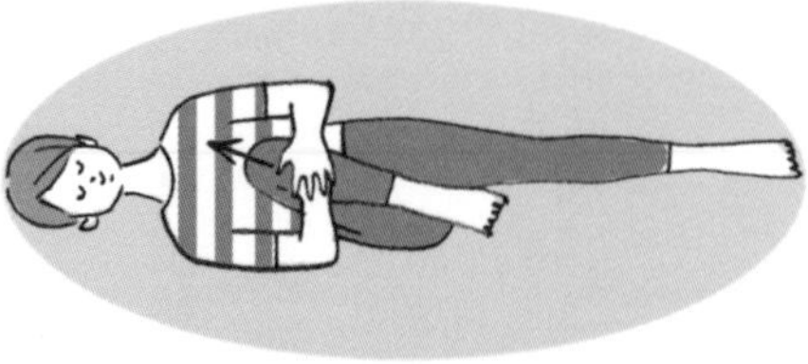

2 雙手施力，將膝蓋慢慢地拉向另一側的胸口。留意背部和肩膀緊貼地面，膝蓋盡可能靠近胸部。

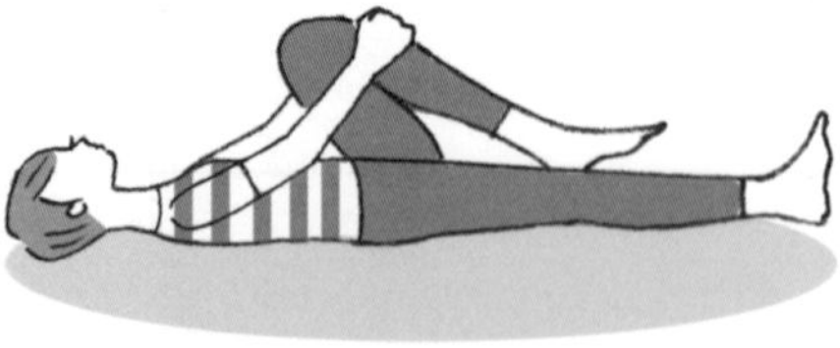

3 換腳重複相同步驟，比較雙腳能舉起的高度差。

雙腳都能夠靠近另一側的胸部，即代表髖關節功能正常，但如果左右腳的檢測結果有落差，則表示髖關節有了異常，難以靠近胸前那隻腳的髖關節可能無法正常分泌滑液。

■髖關節自我檢測②

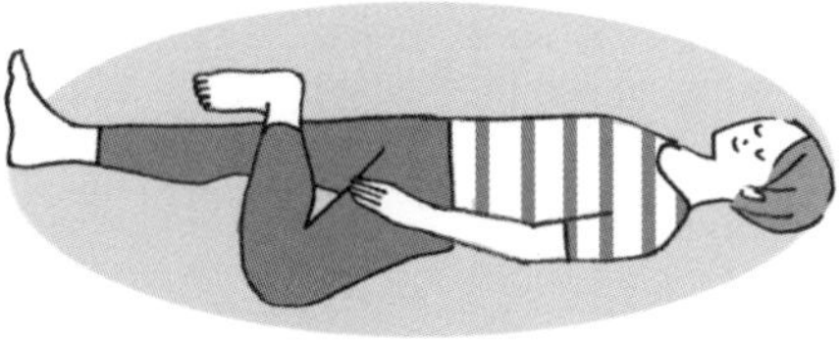

1 於地面仰臥平坦，彎曲單腳膝蓋，將腳踝放在另一隻腳的膝蓋上，俯瞰像是阿拉伯數字「4」。

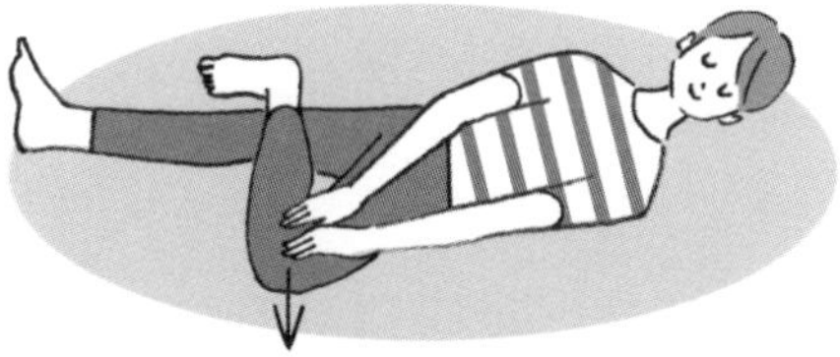

2 將彎曲的膝蓋垂直往地面下壓。

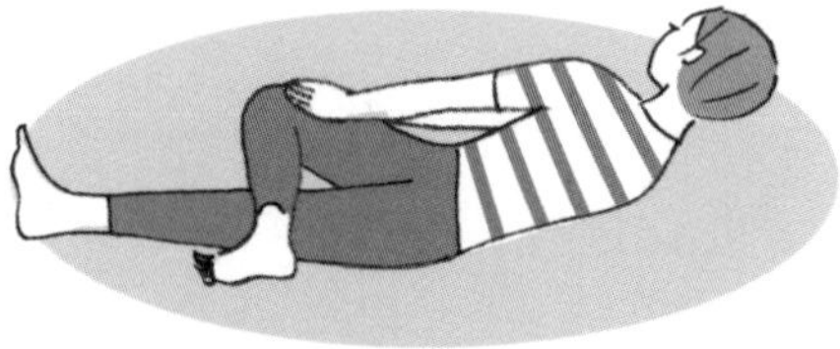

3 換腳重複相同步驟，比較雙腳下壓時的狀態。

如果在下壓膝蓋時，髖關節會感到疼痛，這就是該側髖關節發生異狀的證據。一旦病程進展至中期或晚期時，僅僅只是彎曲膝蓋就會感到髖關節疼痛，無法進行本測試的後續步驟。

經檢測發現問題，請儘早接受治療與照護。

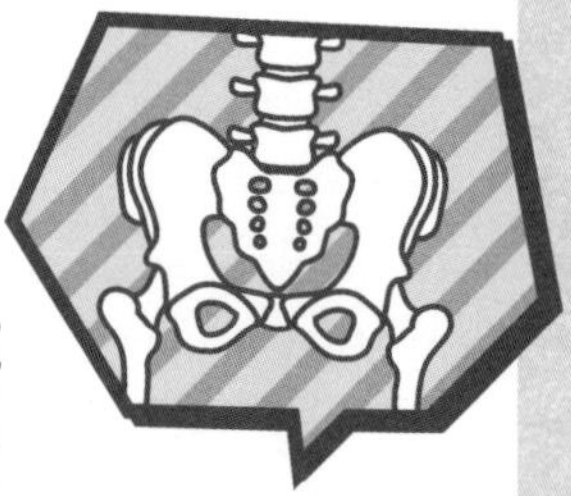

退化性髖關節炎以外的常見髖關節疾病

髖關節除了本書主要探討的退化性關節炎之外，還有其他的相關疾病。本節將介紹幾種常見的髖關節病症。其中有些容易與退化性關節炎混淆，因此最好了解各疾病的特徵性症狀。

■股骨頭缺血性壞死

是指組成髖關節的「股骨頭」因缺乏血流供給，導致失去養份壞死的情形。當骨頭呈現壞死狀態，無法支撐其身體的重量而塌陷時，便容易引起疼痛。臨床上當發生骨頭壞死的狀況時，也有一定的機率不會引發疼痛。

■股四頭肌發炎

過度使用「股四頭肌（活動髖關節所需的肌肉）」所引起的發炎反應，將導致大腿疼痛。股四頭肌發炎亦常發生於經常走路、馬拉松、慢跑及工作長時間久站的人們身上。

■腰椎管狹窄症

好發於50歲以上中高年男性的疾病。椎管是腰椎內的管道，椎管內壁收窄，造成神經根受到壓迫，最典型的症狀為「間歇性跛行」，症狀為走路時會覺得腳麻或疼痛，坐下休息則會舒緩。

■腰椎間盤突出

容易併發於髖關節疼痛的患者。其主要特徵是在咳嗽或打噴嚏時感到腰部刺痛，也可能引起臀部及足部的疼痛或麻木。嚴重時恐導致行走困難，因此容易與退化性髖關節炎混淆，其差別在於退化性髖關節炎不會發生下肢麻木的症狀。

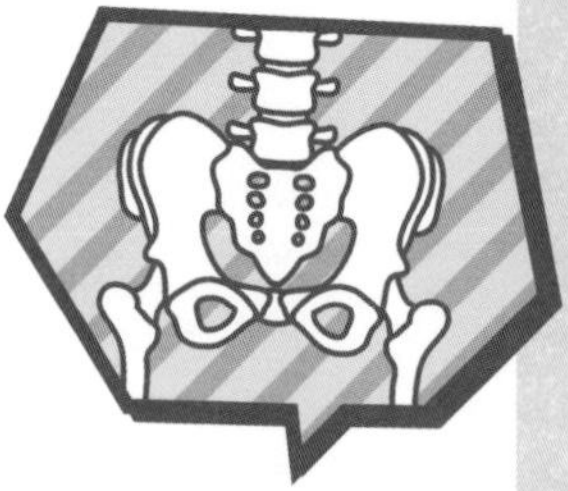

經常誘發退化性髖關節炎的疾病

■髖關節天生容易脫位的「先天性髖關節脫臼」

人體正常的髖關節，其股骨頭與髖臼相互緊密嵌合，而「先天性髖關節脫臼」的股骨頭與髖臼天生就不完全相接，髖關節容易鬆脫。

先天性髖關節脫臼是指髖臼的型態及發育不正常，也可能是因為股骨頭弧度不夠圓所引起。

雖稱它為「先天性」髖關節脫臼，但其實有9成是後天因素所致，像是所謂的「胎位不正」，或是髖關節本來就相對不穩定的嬰兒，可能會因強行伸膝屈髖而導致脫臼。除此之外，例如尿布裹法不當、背姿或抱姿有誤，皆易導致嬰兒的髖關節鬆脫。

前述種種情況，嬰兒脫臼一般而言都會在嬰幼兒期（一歲半前）接受治療。只不過即便接受治療矯正，由於髖關節的發育本身就不完整，仍有較高風險在成人後罹患退化性髖關節炎。

■髖臼過淺的「髖臼發育不良」

另一個關於髖關節發育不良的疾病是「髖臼發育不良」。

為了使髖關節活動順暢，股骨頭及髖臼必須形成相同弧度的曲線，並且相互嵌合且達到良好的穩定性。若髖臼發育不良，也就是造成髖臼凹槽過淺，無法將股骨頭完全包覆住，股骨頭向外突出的主要原因有二：一是嬰兒生長的過程中髖臼不能正常發育的「後天因素」，二是先天性髖關節脫臼導致的「先天因素」。

人們普遍認為嬰兒期的髖臼發育不良會自行獲得改善。然而，大多數人往往是到了中高齡，接受X光影像檢查後才首次得知患有此病。若是期間又治療不當，恐誘發成退化性髖關節炎。

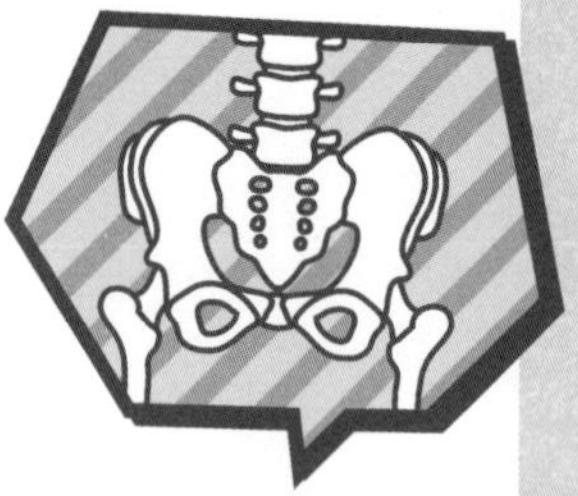

退化性髖關節炎痛在哪？怎麼痛？

■疼痛出現在髖關節的前側、後側及外側

罹患退化性髖關節炎時（或之前），疼痛部位大致可分為以下3處。

1 鼠蹊部（髖關節前側，大腿根部）
2 臀部下緣（髖關節後側）
3 臀中肌（髖關節外側的肌肉，臀部外側）

退化性髖關節炎的疼痛最常發生在鼠蹊部或臀部下緣。也有人只在髖關節前側或後側感到疼痛，當然也有人是前後都會痛。大多情況下，疼痛不適感只出現在髖關節的左或右其中一側。惟有當髖關節病症進展至一定程度之後，臀中肌，即臀部外側才會發生疼痛。膝蓋內側前方疼痛的案例偶爾會發生，不過原則上出現疼痛的部位仍為前述3處為主。

不可思議的是，退化性髖關節炎的疼痛是會移動的。原先才感到髖關節前側疼痛，過段時間卻消失了，下次疼痛感卻換後側。若是腰部或肩部關節出問題，疼痛的部位基本上是固定的，只有髖關節的疼痛會移位。

此外，退化性髖關節炎的徵狀會在好轉與惡化的反覆之中持續進展。在上述提及的髖關節炎初期階段，剛開始只是「偶爾會痛」，不假時日便會發展成每動必痛。在此階段，許多患者疼痛持續了一段時間，卻突然有一天你注意到疼痛消失了。相反地，疼痛的狀況也可能消失好轉了一段日子，才忘記它的存在時卻又突然開始痛了起來。

就這樣，退化性髖關節炎的病症在「疼痛期」與「消停期」之間不斷反覆重演，並且由於病症不斷地進展，「疼痛期」的時間越來越長，最終演變成「無時無刻都在痛」。

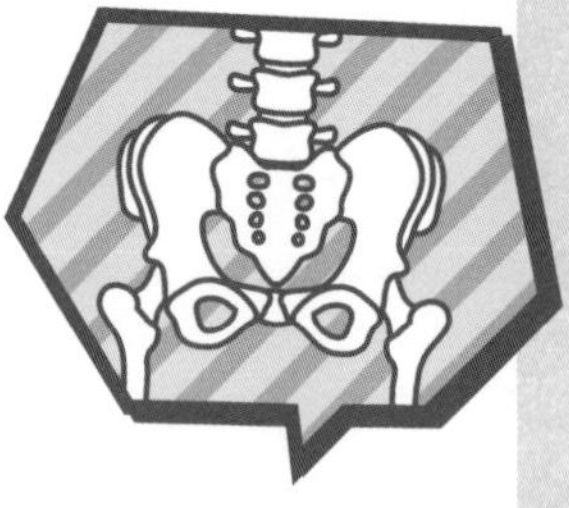

身體正在發生什麼變化？

■退化性髖關節炎依程度共分為4期

退化性髖關節炎是一種隨著時間逐漸進展的疾病。原則上病程可分為4期。接下來將介紹各個階段在物理上的變化，以及X光影像所顯示的狀態。

第1期，相當於上述提及的「髖關節炎前期」。關節間隙保持不變，X光片通常不會顯示任何異常。

第2期，退化性髖關節炎「初期」。進展至此階段後，關節間隙開始變窄，並出現「軟骨纖維化」現象。過度使用關節時會感到疼痛。

第3期，進入「中期」。纖維化的部位開始形成囊狀空洞，為了修復受損骨質，會引起骨刺生成。疼痛逐漸加劇，稍微行走困難。

第4期，退化性髖關節炎「晚期」。關節間隙幾乎消失，骨骼之間相互摩擦，骨骼變形嚴重，空洞及骨刺越長越大，疼痛劇烈幾乎無法正常行動。

如上所述，「及早發現、及早治療」至關重要。

當第1期只要採取適當的處置，髖關節問題便能獲得改善及恢復。即使進展到第2期，若能採取適當的治療照護，同樣有機會阻止病症的惡化，而且可以100％痊癒，使身體恢復到原來「無痛且活動自由」的狀態。

但是，進展至第3期的「中期」之後，治療將變得相當不易。由於變形的骨骼無法恢復原狀，因此要有與「疾病共存」的心理準備，持續進行治療及照護。一旦進入第4期的「晚期」，便只能接受手術治療了。

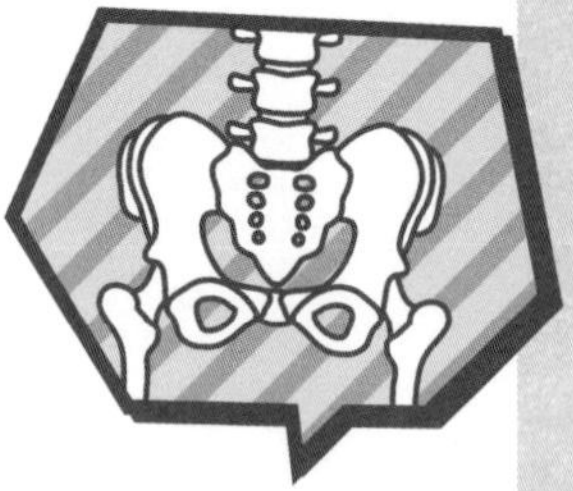

退化性髖關節炎的致病原因

■由「先天性疾病」、「受傷」及「衰老」引發

引起退化性髖關節炎的直接病因除了如前述說明的「先天性疾病」，另外，看來意外或運動損傷造成的「外傷」亦會導致髖關節變形。

除此之外，衰老也是其中一項主要因素。說來無奈，隨著年紀增長，滑液分泌減少，關節軟骨的修復能力也跟著下降，髖關節的緩衝功能衰退，開始直接承受自身的重力及來自地面的衝擊力。

最終當髖關節活動變得困難、卡頓時，關節周圍的「韌帶」及「肌腱」受到拉扯損傷，因而引起疼痛。髖關節的緩衝功能衰退，甚至會導致骨骼磨損變形。

■9成患者為女性，年齡分布範圍廣

膝蓋或腰椎關節的毛病存在明確的好發年齡。30多歲抱怨膝蓋，40多歲開始傾訴腰部不適的患者正在迅速增加。

但換作是髖關節，則很難一口咬定「好發於某個年齡層」。毫無疑問地，衰老是使症狀惡化的主要因素，但是退化性髖關節炎患者的好發時間則涵蓋了各年齡層。

以患者性別來看，女性佔絕大多數，高達9成患者皆為女性。這個現象不但涉及了遺傳問題，還因為許多女性髖關節的髖臼相對較淺。

人們常說「女性的身體要比男性柔軟」，這不僅僅是指髖關節，女性的關節普遍較為柔軟，可活動範圍就更廣，因此若能即時給予正確的治療及照護，便有助於加速康復。

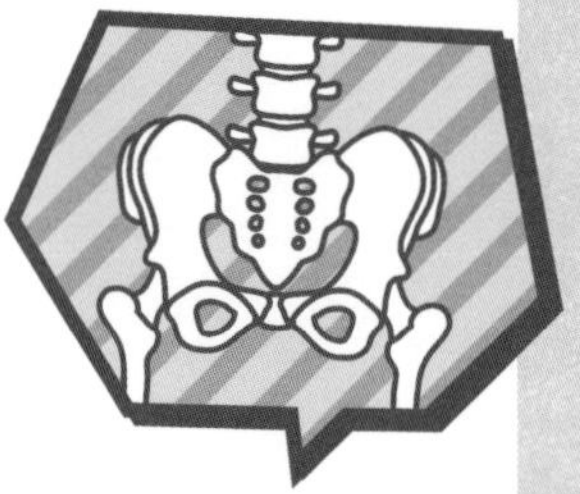

目前主流的治療方法及其存在的問題

■「後續追蹤」的危險性

我在前幾個章節提到了，只要「及早接受正確的處置」，就幾乎可以完全消除髖關節疼痛，並且可以阻止病程的惡化。那麼，什麼叫「正確」呢？在說明處理方式之前，先為各位說明醫療機構一般採取何種治療。

因髖關節不適而感到焦慮不安的患者，大多會求助骨科門診。一般說來，骨科醫師會在進行「問診」、「視診」、「觸診」及「X光影像檢查」之後做出診斷。但是當退化性髖關節炎尚在初期階段時，縱使感到不對勁，卻因為患者不會感到疼痛，或是X光檢查沒有發現異常，以致於醫師最常下達的醫囑是「後續追蹤」。

所謂後續追蹤，指的是「先觀察一段時間看看」的意思，換句話說就是「什麼也不做」。若有疼痛情形，就開立消炎止痛藥，並注射玻尿酸以改善髖關節的活動力。對症治療當然不失於一時的權宜之計，但不少患者就這樣長期不斷重複接受X光檢查，確認髖關節的狀態，如此反覆著類似的診療數年，甚至數十年。

人工關節的壽命有限

正因為退化性髖關節炎是一種會持續惡化的疾病，僅消極觀察，病情惡化也是自然的。日後X光檢查的結果也可想而知，關節軟骨消磨殆盡、骨骼變形的影像。於是醫師只好建議患者進行「手術」治療。

患者最終在「長期忍受不便及痛苦」與「接受手術治療」的二者之間被迫做出抉擇。縱使開刀植入人工關節，人工關節也有使用年限，患者日後仍須再次透過手術更換，卻仍有可能無法完全消除疼痛。關於這部分的原因會在後面的章節進一步跟大家說明。

對於患者而言，忍痛或接受手術皆非理想的選項。究竟這樣的治療策略是適用於誰呢？我是百思不得其解。

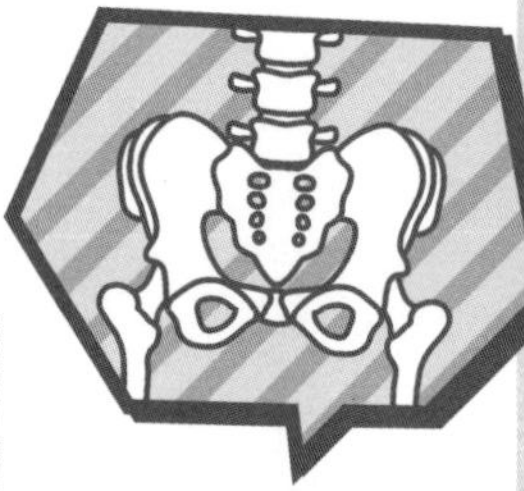

關於退化性髖關節炎的手術治療

隨著病程惡化至「晚期」，關節軟骨幾乎磨損殆盡，變形、骨刺形成愈發嚴重，患者的生活長期伴隨著劇烈疼痛且坐立難安。病情一旦惡化到了已經無法仰賴止痛藥與注射玻尿酸，就逃不過進手術室一途。

髖關節常見的手術方式主要有2種，一是「截骨術」，另一種為「人工關節手術」，後者為目前的主流手術治療方法。

■截骨術

這種手術是透過切割局部骨盆或股骨，重新定位或矯正後並固定，來改善髖關節的活動力。截骨處癒合相當費時，住院復健一般需要3～6個月不等。這種手術方式會保留自體髖關節，故術後仍有疼痛復發的風險。復發後若想治療，除了人工關節手術之外別無選擇，但進行截骨術時，如果大幅改變了骨骼形狀，人工關節的植入將變得困難。

人工關節手術

利用手術切割受損之髖關節，並置換金屬或陶瓷人工關節。手術及住院復健所需時間一般為1～3週不等。由於人工關節存在使用年限的問題，意味著15～20年需要重新置換。這種手術的缺點是高齡患者的體力可能不足以負荷整個手術及復健的過程，而且術後未必能完全消除疼痛。另一外個風險是，畢竟置入體內的是人工假體，術後髖關節或大腿有可能經常出現「冰冷」的情形。

不管進行哪種手術都會是大工程，術後復健亦相當費時，縱使有保險給付，部分負擔金額仍相當可觀，請務必仔細評估風險利弊後，再決定是否接受手術。

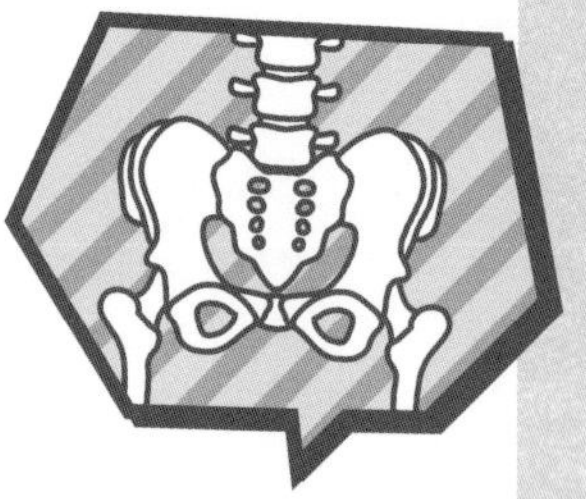

退化性髖關節炎與腰痛的關係

■髖關節與腰部密不可分的關係

髖關節退化問題經常連帶引起腰痛，這是因為髖關節與腰椎相連，容易彼此互相受到影響。

事實上，有許多髖關節疼痛患者同時合併有腰痛的困擾，所以若對髖關節的退化問題置之不理，不久後惱人的腰痛也會找上門來。

因此，欲了解髖關節退化問題的機制，就必須了解包括腰椎及骨盆在內，人體的腰部周圍是如何運作的。

如左圖所示，從腰椎到骨盆、髖關節，這個區域是支撐身體的「基盤」，其中有5處特別容易受到重量與壓力影響，分別為「腰椎」、左右成對的「薦髂關節」及「髖關節」。人體多虧了有這5處關節支撐，才能夠站穩，能夠進行走路、跑步等各種動

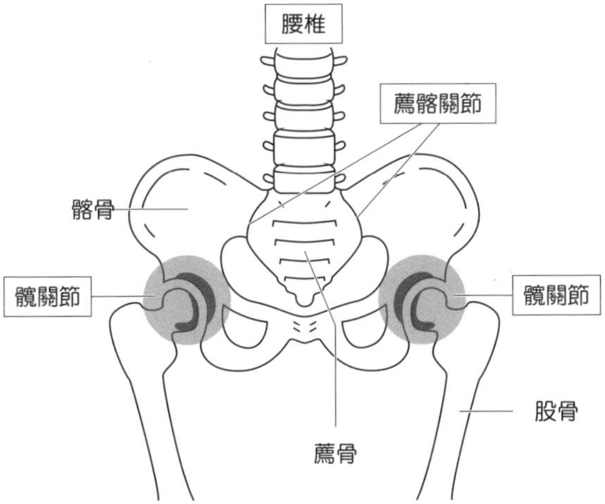

作。

■問題出在「薦髂關節」

在探討髖關節疼痛與腰痛之間的關係時，最需要關注的是薦髂關節。

薦髂關節位於骨盆的左右兩側，薦骨與髂骨之間，全長約10公分，會前後左右移動約數毫米，這數毫米的可活動範圍在身體活動時發揮了緩衝作用，減輕施加在腰部的重量及來自外部的衝擊。

如果薦髂關節所擔當的功能異常時，等於導致身體的緩衝功能下降，腰椎的負擔變重，不久後腰椎及腰椎間盤過度疲乏，就引起腰部疼痛等不適。

不僅如此，根據我多年的治療經驗，薦髂關

節與髖關節之間的相互影響更不容忽視。

簡單來說，當右側髖關節活動卡頓，右側薦髂關節也會出現異常，反之亦然。有不少案例證明，當薦髂關節出現功能障礙時，很快就影響到髖關節，髖關節與薦髂關節其中一處發生異狀，將隨之引起身體同側另一方的問題。

總之，髖關節病變會導致薦髂關節異常，進而引起腰痛不適，這就是髖關節疼痛的患者經常併發腰痛的原理。

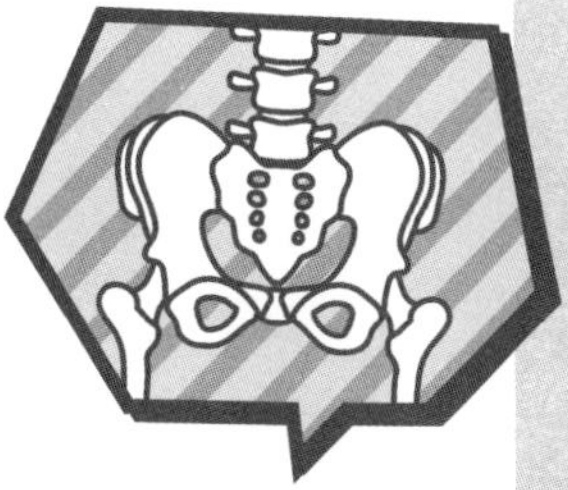

恢復滑液活力的治療方法

■「關節囊內矯正」使滑液恢復活力

只要早期發現，適當治療，退化性髖關節炎幾乎可以完全痊癒，中期患者的關節也能恢復到不影響日常生活的水準，而我為患者所提供的「適當醫療處置」就是「關節囊內矯正」。

關節表面包覆著「關節軟骨」，具有緩衝作用，可防止堅硬的骨骼直接相互碰撞。而相接的骨骼受到囊狀組織「關節囊」保護，關節囊內部充滿著「滑液」，讓關節活動順暢，並且減輕疼痛。

但是，關節囊中兩端的骨骼與軟骨容易相互摩擦。長期的不良姿勢導致關節過度承受重量或衝擊而無法活動，我將這種現象稱為「關節卡鎖（locking）」。臨床證實，有不少退化性髖關節炎的案例，正是因關節囊內的卡鎖現象引起的。

針對此問題，我會以熟練的技術解開髖關節卡鎖，並延展關節腔（關節囊內充滿滑液處），讓骨骼有足夠空間能夠順暢地活動，此治療方法即是「關節囊內矯正術」。透過此治療方法可改善關節卡鎖的問題，讓滑液佈滿關節腔，從而使關節活動滑順且消除疼痛。只要術後的維持與保養做得好，關節疼痛便不再找上門。

■自我照顧是預防和改善的關鍵

患者在家中的自我照護與接受門診治療兩者同等重要。對我而言，甚至更重視居家的照護。

自我照護的重點有2點，第1點是透過按摩或伸展延伸關節腔的體操，亦可稱之為「簡易版關節囊內矯正」，其方法將於第2章到第3章中詳細解說。第2點是正確的姿勢，藉由養成良好的生活習慣，減輕髖關節的壓力，延展關節腔讓滑液恢復活力，其詳細內容於第4章解說。

第2章

讓「滑液」恢復活力的體操

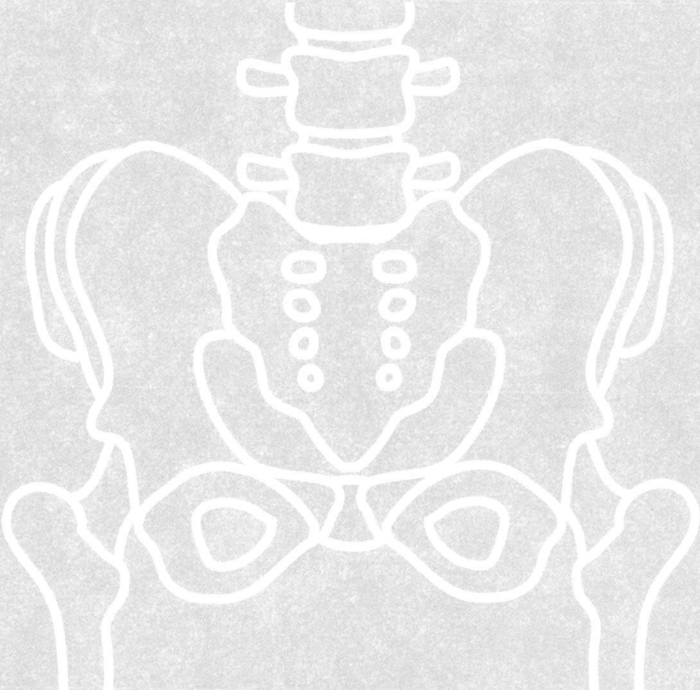

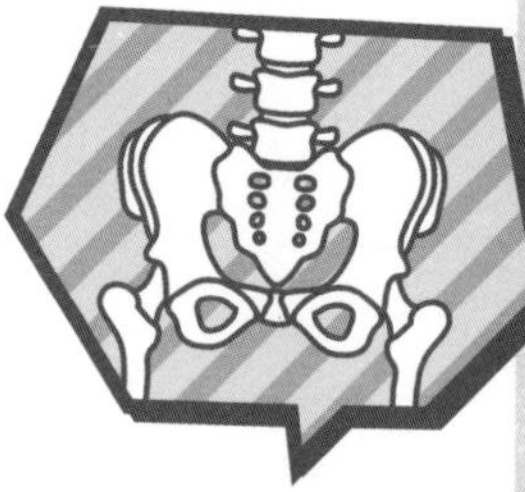

進行自我照顧時的注意事項

■重要的是每天持之以恆

若想改善退化性髖關節炎，隨時隨地做好自我照護至關重要。在本章將介紹一套伸展體操，能有效地恢復滑液及減輕疼痛。如前所述，我為髖關節疼痛不適的患者提供的療法是「關節囊內矯正術」，而稍後介紹的是由我設計的自我照護伸展體操，效果就近似關節囊內矯正術，好處是患者可以在家自行練習，我將之命名為「簡易版關節囊內矯正」。

體操的目的在於改善僵硬且卡頓的髖關節，使關節囊中的滑液恢復活力。體操的設計則需要先舒展關節，解決關節囊內關節卡鎖的問題。切記，只要每天持之以恆，即便不能痊癒，也足夠讓髖關節恢復到不影響日常生活的水平，趕走惱人的疼痛。我有很多患者向我反饋表示：「不知不覺疼痛就消失了！」。

■要訣在於：直到感覺有點痛

練習體操的要訣在於「不拖泥帶水」。在進行按壓關節、拉伸肌肉的體操時，需要施以足夠的力道。對初學者來說，在出力時通常會感到疼痛，於是害怕「萬一骨折了怎麼辦？」，「是不是反而會傷到關節？」，因此施力不完全。

之所以會感到疼痛，正是因為關節僵硬、無法活動。若想改善髖關節不適，就需要克服體操的疼痛。請你放心，只要關節恢復正常活動，便不會再感到疼痛了。

當然，由於每個人對於疼痛的承受能力不同，前提仍勿過度勉強，做到「稍微有點痛」即可。

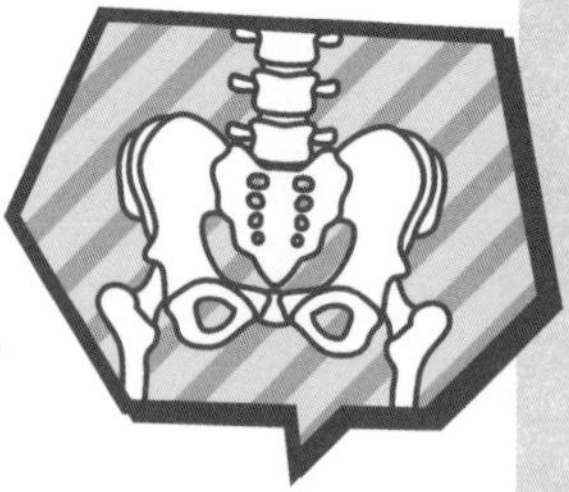

腳跟推壓體操

「簡易版關節囊內矯正」的基礎動作是「腳跟推壓體操」。

做法非常簡單，先平躺下來，將一條腿的後腳跟抵在患肢的大腿根部。重點是後腳跟的位置要盡量靠近胯下，並使勁推壓持續30秒（熟練後可延長至1分鐘），累了就休息，反覆進行共3次。

選擇在堅實的地面進行較為理想，若想在床上或被褥上亦可。建議可養成晚上睡前、早上起床後進行的習慣。因不需要任何輔助工具，故出門在外、工作出差也能夠執行。想像是每天刷牙一樣，通過反覆操練養成習慣，卡鎖的髖關節將逐漸恢復柔軟彈性，重拾關節原本靈活順暢的活動力。

建議1天進行1～3次即可。

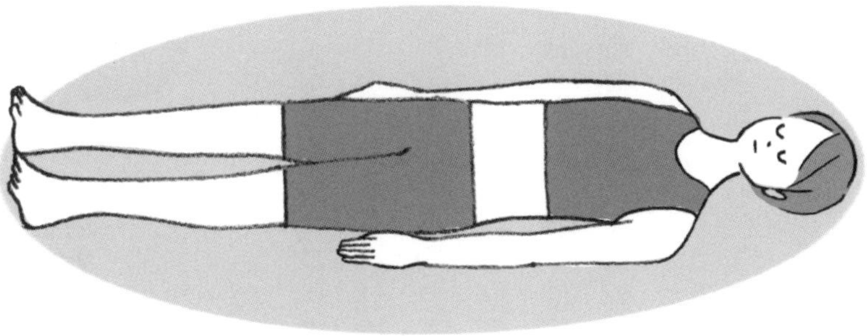

1　平躺於地面上，下半身放鬆。

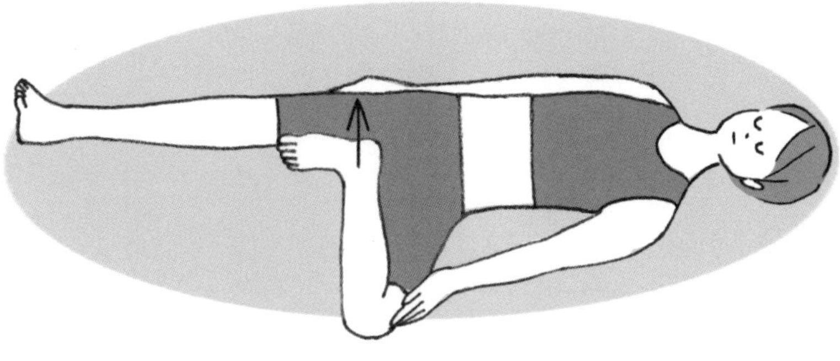

2　將一條腿的後腳跟抵在患肢大腿根部，使勁推壓持續30秒至1分鐘，重複進行3次。若是有餘力者，可換邊進行。

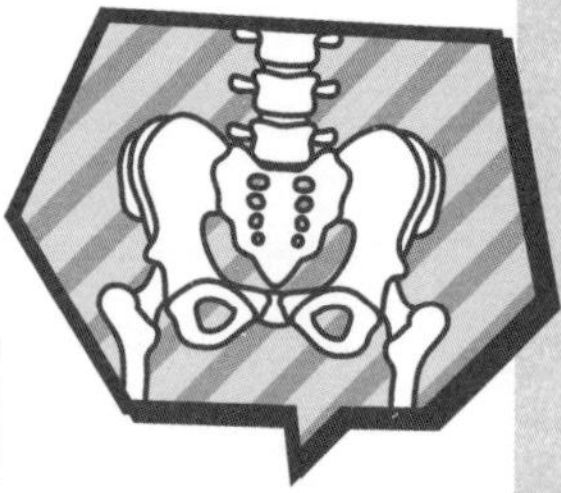

網球伸展操

「網球伸展操」推薦給兩側髖關節皆不適者。請準備4顆硬式網球、封箱膠帶、2條能繫住雙腳長度的繩子（長手帕或毛巾亦可）。

首先，將4個網球排列成正方形，並以封箱膠帶固定。

接著坐在平坦的地面上，使用1條繩子將雙腳腳踝綁住。然後把4顆網球擺在大腿之間，其重點在於盡量將網球靠近胯下。

擺放好網球後，使用另條繩子將雙腳膝蓋綁緊。維持這個姿勢，上半身往後躺下，雙腿開始施力夾緊網球，盡量併攏膝蓋及大腿。此時對網球施予的力道越強，來自網球的反作用力便越大，藉由此作用力讓髖關節向外延展。對同時罹患退化性髖關節炎及坐骨神經痛的人特別有效。建議1天進行1～3次即可。

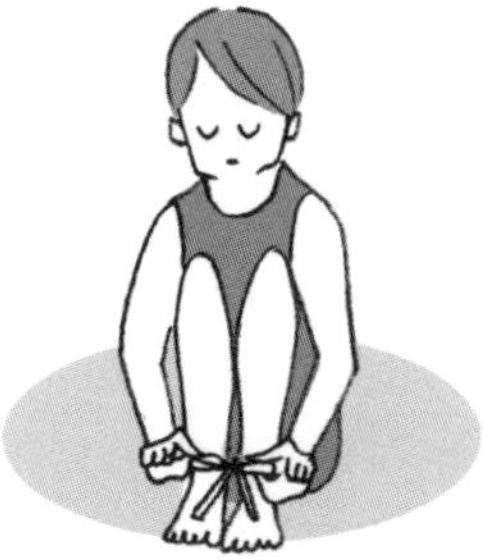

1 坐在地板上，用繩子將雙腳腳踝綁緊。

準備道具

4顆硬式網球、封箱膠帶、2條繩子

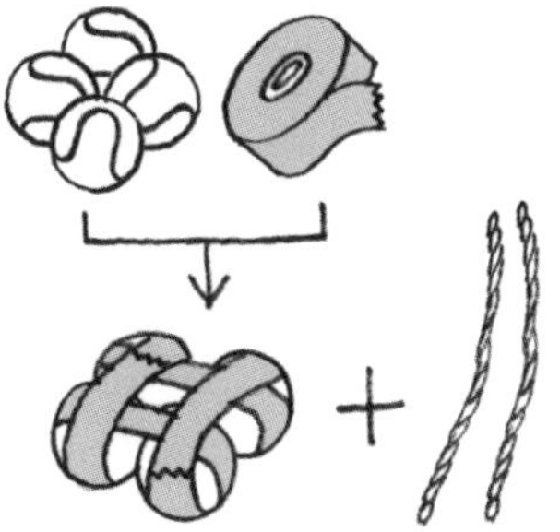

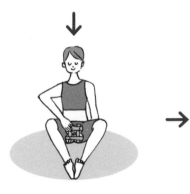

2 使用封箱膠帶將4個網球固定成2乘2的正方形，並擺放在胯下。

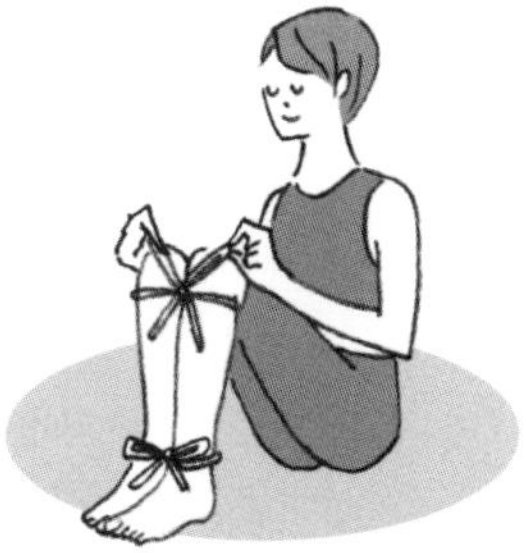

3 將步驟2的網球抵在胯下後，使用繩子將雙腳膝蓋綁緊。

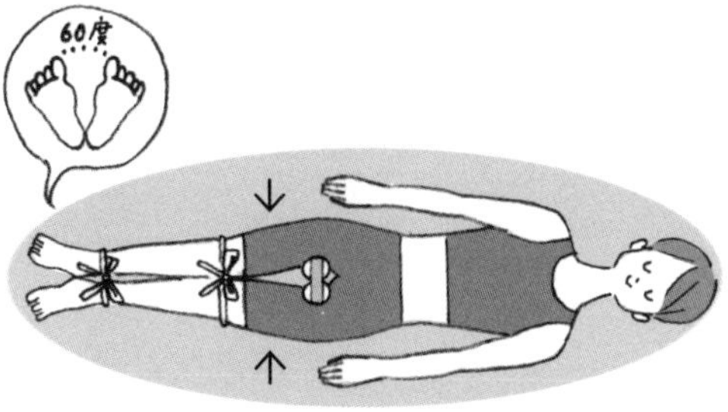

4 雙腿伸直，向後平躺，維持這個姿勢5分鐘。

※記得用力夾緊網球！

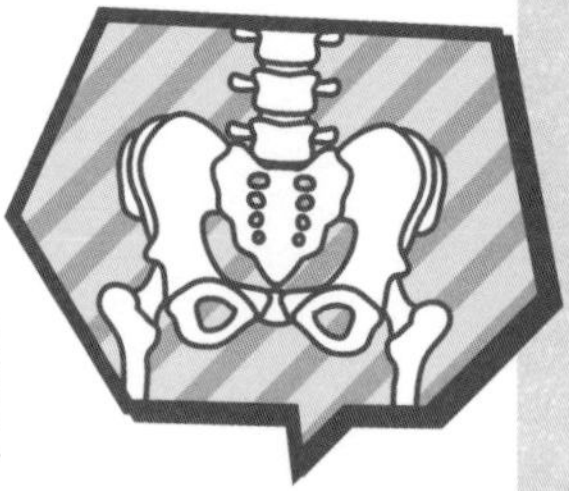

網球滾動按摩法（鼠蹊部）

主要針對髖關節前側及鼠蹊部（大腿根部）做開展放鬆。請事先準備1顆網球。

將網球抵在患肢的鼠蹊部，俯臥於地面。應留意要在堅實的地面上進行，如木地板或塌塌米，而非床上或被褥上。

將身體重量放在網球上，稍微搖晃身體，試著讓球來回滾動。

最初的幾10秒內可能只感到疼痛，持續3～5分鐘後，按摩效果會使部位逐漸溫暖，待髖關節舒展開來，疼痛會隨之減輕。

鼠蹊部不適者，建議可搭配第56頁的「網球伸展操」，1天進行3次即可。

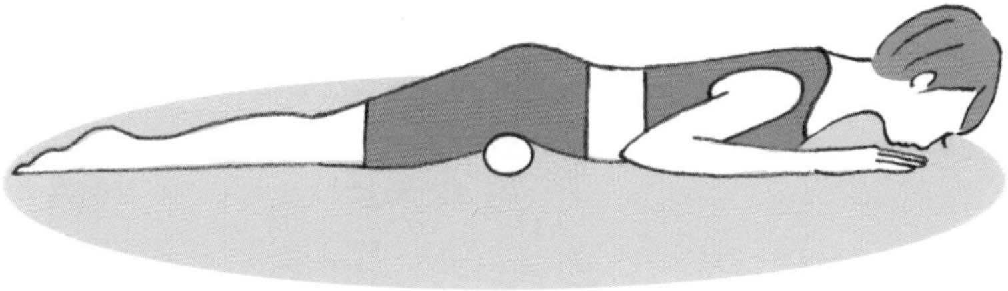

1 將網球抵在患肢的鼠蹊部，俯臥於地面。

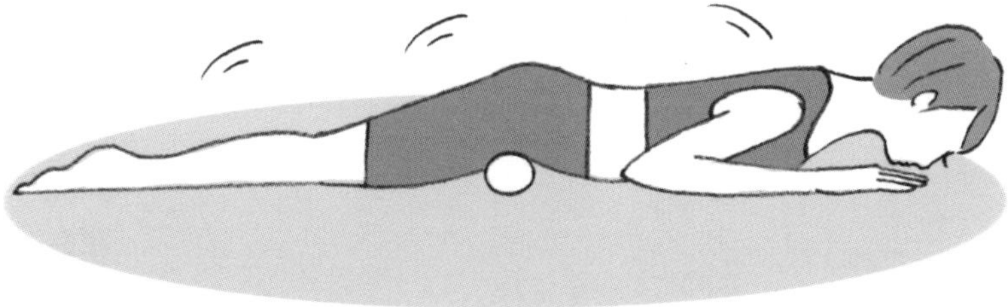

2 將身體重量放在網球上，稍微搖晃身體，試著讓球來回滾動。

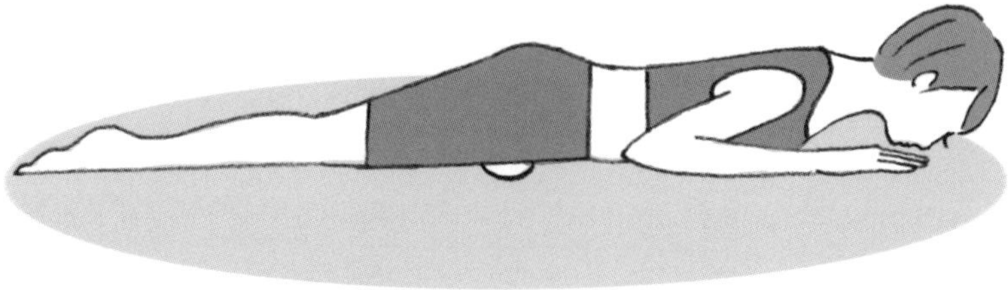

3 若是有餘力者，可換邊進行。

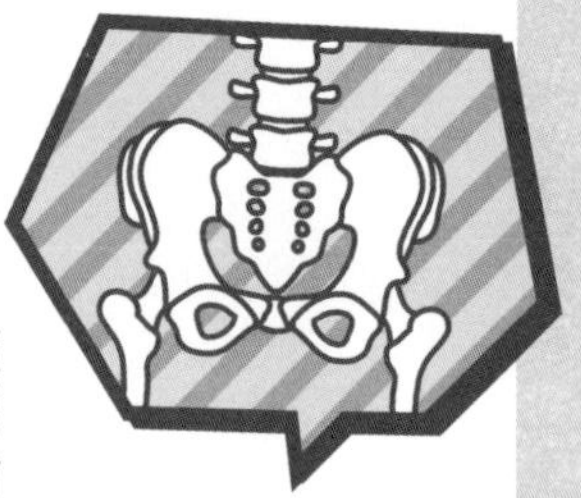

網球滾動按摩法（臀部下緣）

推薦給髖關節後側及臀部下緣感到不適者。

將網球抵在患肢的臀部下緣，平躺於地面，與鼠蹊部的練習版本相同，需要在堅實的地板上進行。

屈起另一腳的膝蓋，將重心放在臀部下方的球上，然後以自身體重施壓，稍微搖晃身體，讓球來回滾動。持續按摩3～5分鐘，可舒緩關節的疼痛不適。

常有患者提問，如果按摩時感到較為強烈的疼痛，隔天是否會出現酸痛不適的情形。因臀部除了脂肪分佈較多之外，還有臀大肌包覆保護，故不會傷害到關節。

建議搭配「網球伸展操」，1天進行1～3次即可。

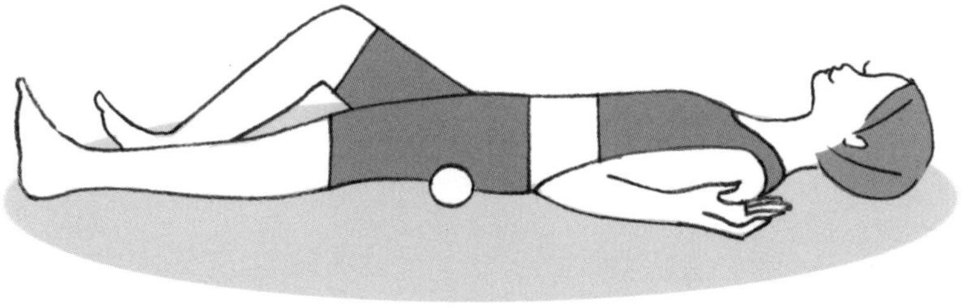

1 平躺於地面，將網球抵在患肢的臀部下緣。

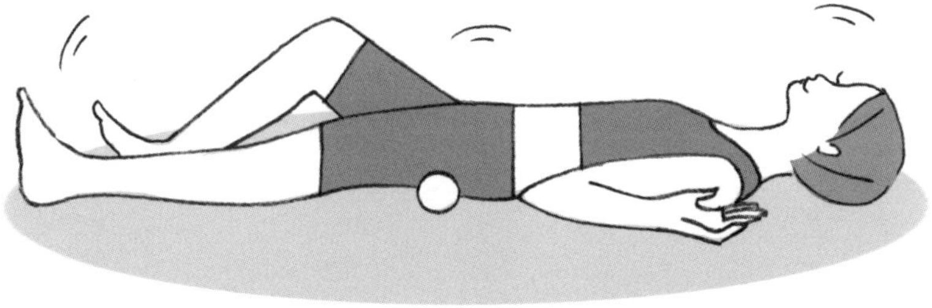

2 屈起另一腳的膝蓋，將重心放在網球上，稍微搖晃身體，讓球來回滾動。

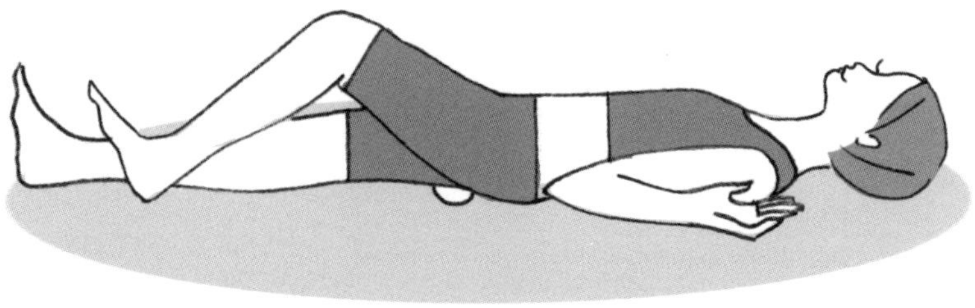

3 若是有餘力者，可換邊進行。

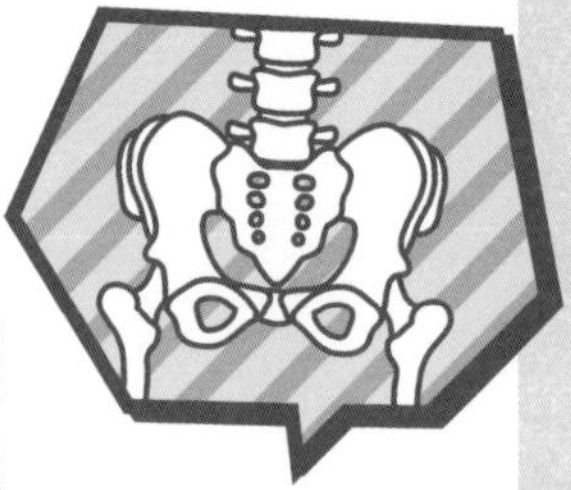

網球滾動按摩法（臀部側面）

隨著退化性髖關節炎的惡化，臀部兩側的臀中肌被過度使用，導致臀部下垂或是臀部兩側贅肉突出。此按摩法可有效舒展放鬆臀中肌，若是臀部兩側酸痛不適的人，請務必嘗試看看。

首先，將網球抵在患肢的臀中肌（骨盤突出處上方）位置，然後側身躺在堅實的地面，將網球壓在身下。

接下來，將身體重量放在網球上，透過自身體重施壓就可達到放鬆臀中肌的效果，若想加強按摩效果，可嘗試搖晃身體，讓球來回滾動。持續按摩3～5分鐘，可改善痠痛及贅肉突出的情形。

透過以上方法，可有效緩解髖臼發育不良或先天性髖關節脫臼引起之疼痛不適。

建議1天進行1～3次。

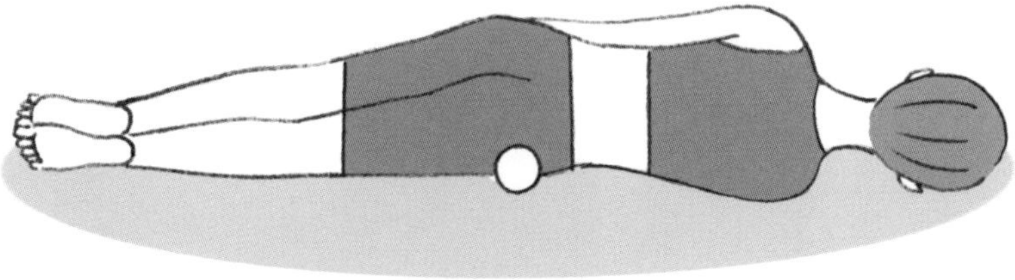

1 將網球抵在患肢的臀中肌位置，側身躺下。

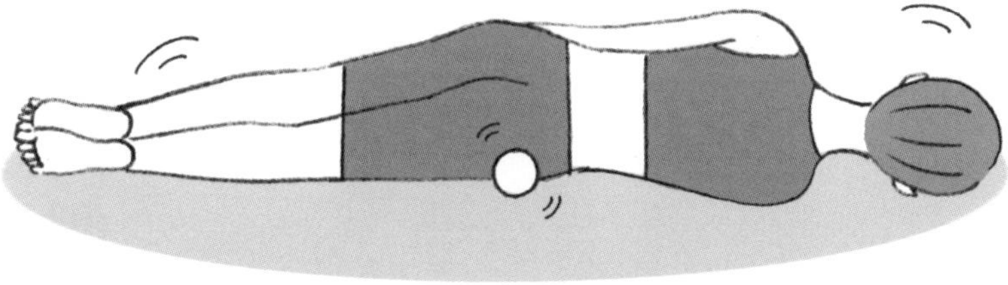

2 將身體重量放在網球上，搖晃身體，讓球滾動3～5分鐘。

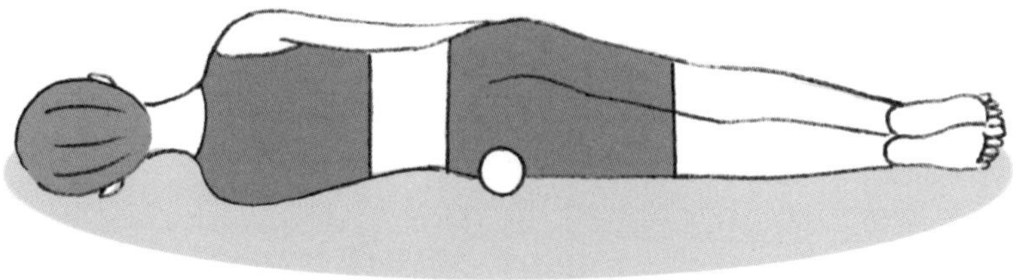

3 若是有餘力者，可換邊進行。

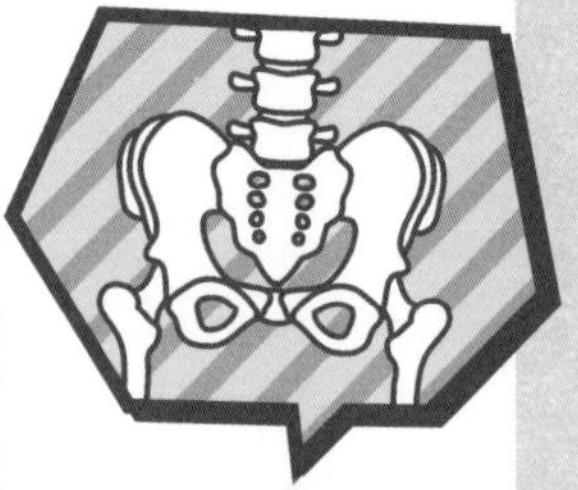

雙腿墊高體操（前側版）

接下來介紹，不使用網球的髖關節按摩法。

將雙腿擺放在座椅上，借助上半身重量給予壓力，並同時「施力拉伸」髖關節。

「雙腿墊高體操」共有2個版本，前側版（鼠蹊部）及後側版（臀部下緣）。首先是前側版。

請準備一把距離地面略高的椅子。四肢趴在地上後，將雙腿抬起放至座椅上，應留意需將整個大腿擺放於椅上，並且鼠蹊部緊貼著座椅邊緣。

接著，雙手手肘放在地板上，放低上半身，此時上半身的重量應該壓在座椅邊緣（鼠蹊部靠著的位置）。保持身體平衡，稍微晃動身體3～5分鐘，可有效舒展髖關節。建議1天進行3次即可。

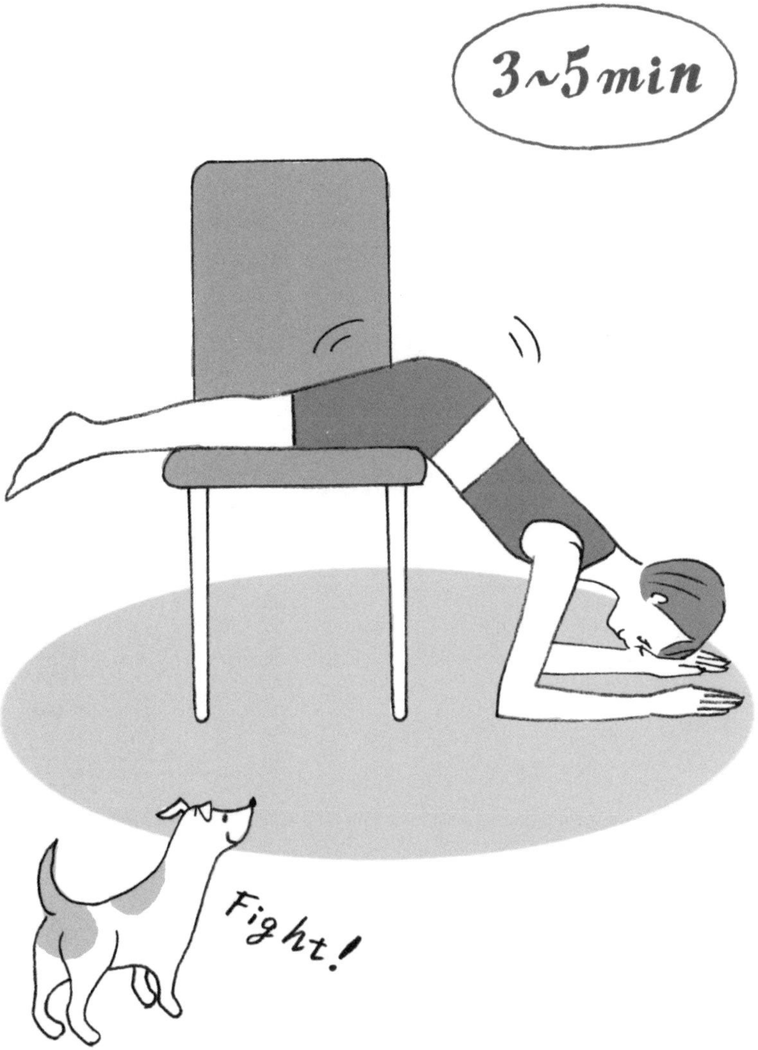

留意鼠蹊部應靠著座椅邊緣。
手肘貼著地面，使上半身的重量靠在鼠蹊部上。

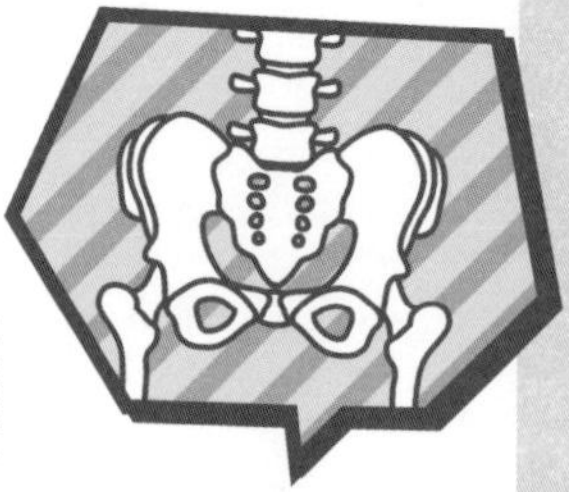

雙腿墊高體操（後側版）

主要針對按摩的部位是髖關節後側及臀部下緣。此版本也需準備一把椅子。

首先，仰臥在地面，將雙腿放在座椅上，應留意將膝蓋以下的雙腳完全擺放在椅上，臀部懸空不貼地。利用上半身的重量拉伸雙腿，以開展髖關節。

維持姿勢晃動身體3～5分鐘，可有效按摩髖關節及臀部下緣。

若上半身靠在地上，則無法充分舒展髖關節，應以雙手手肘支撐上半身，使臀部懸空。建議1天進行3次即可。

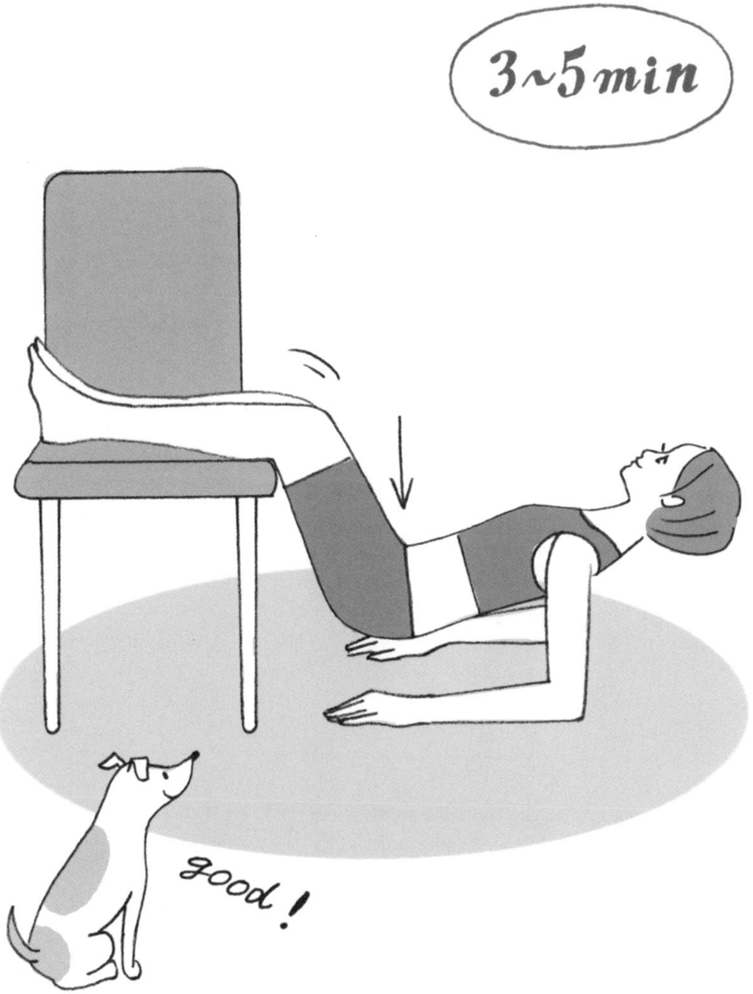

仰臥在地面，將雙腿放在椅子上，並留意臀部懸空不貼地。
利用上半身的重量舒展髖關節。

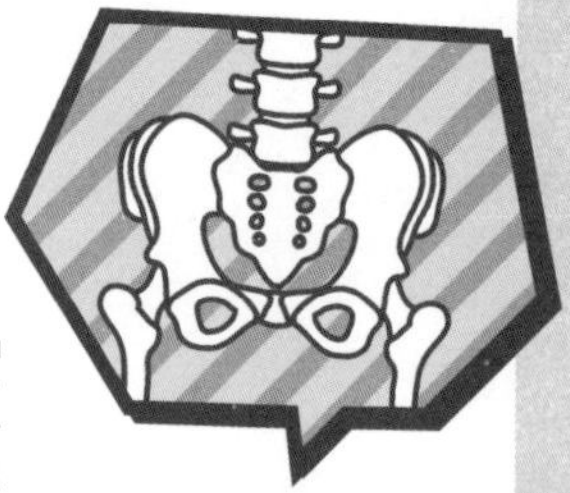

拉腿體操

「拉腿體操」可延展髖關節狹窄的間隙，共有2版本，分為單人版與雙人版。建議兩者均可搭配第56頁「網球伸展操」一起進行。

單人版本請準備1條約1～2公尺長的繩索，其中一端固定於不會被扯動的大型家具上（如衣櫃或樑柱），而另一端則繫在患肢的腳踝上。然後仰臥在地，試著將身體往頭頂方向拉伸。練習時建議繩索充分拉緊，效果更佳。

進行雙人版時，仰臥在地，雙手緊握衣櫃或樑柱，請另一人抓著你的腳踝進行拉伸，並盡量拉直拉緊。留意雙手應抓緊，別鬆手。建議1天進行3次即可。

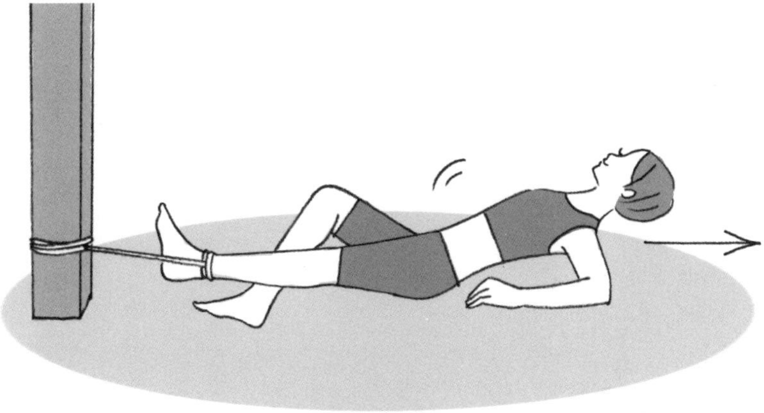

單人版

將繩索繫於衣櫃或樑柱上，另一端綁在患肢的腳踝上。
仰臥於地面，試著讓身體往外拉伸，持續3～5分鐘，拉好拉滿。

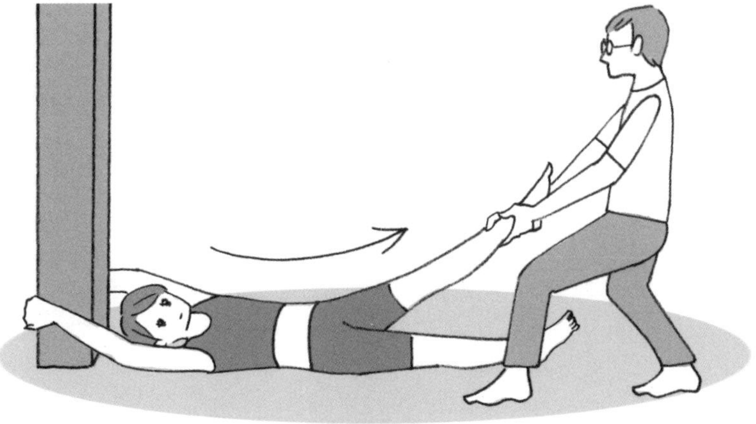

雙人版

仰臥於地面，雙手抓緊衣櫃或樑柱。
請另一人抓著你患肢側的腳踝進行拉伸，盡量拉直拉緊，持續3～5分鐘。

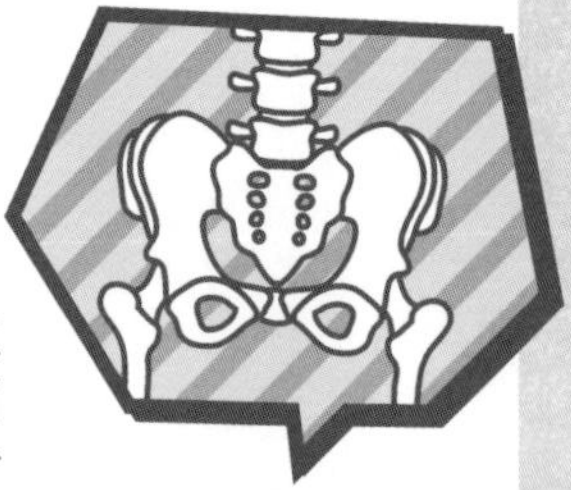

髖關節伸展操（髖關節繞環）

本節介紹的「髖關節伸展操」不需要大動作變換姿勢，也不需要任何輔助工具或事前準備工作，出門在外也能輕鬆做。

在退化性髖關節炎的「髖關節炎前期」或第1期時，會偶爾感到髖關節略有卡頓感，覺得好像哪裡不對勁。只要有這個感覺，建議可進行這套伸展操，其特色是作用快速效果佳。

首先是「髖關節繞環」，其實這就是足球選手在比賽開始前常做暖身運動。做法採站姿，抬頭挺胸，雙手插腰，舉起患肢的膝蓋呈約90度，將髖關節外轉後恢復原位，就這麼簡單。進行時須留意轉動髖關節，重複5～10次即可。若擔心單腳站立不穩，可手扶座椅輔助。

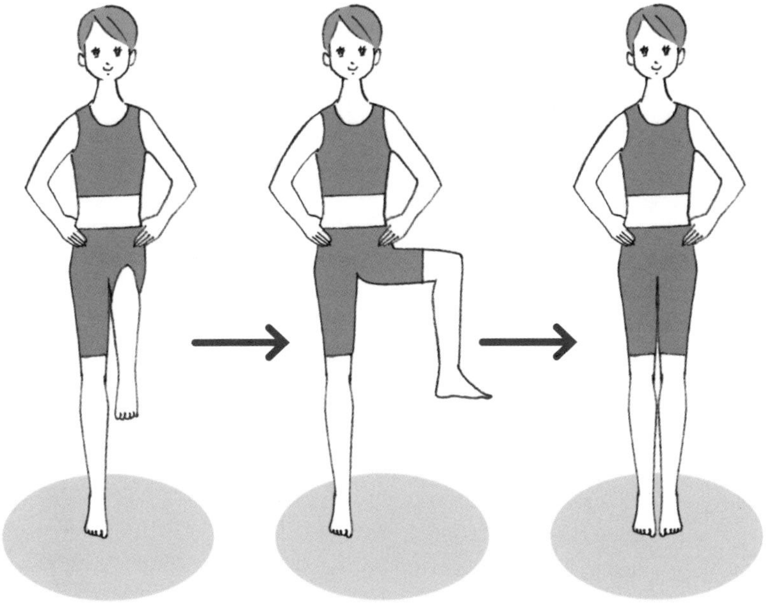

1 抬頭挺胸站好，雙手插腰，向前舉起患肢的膝蓋呈約90度。

2 將髖關節外轉。

3 慢慢恢復起始姿勢。重複進行5～10次。

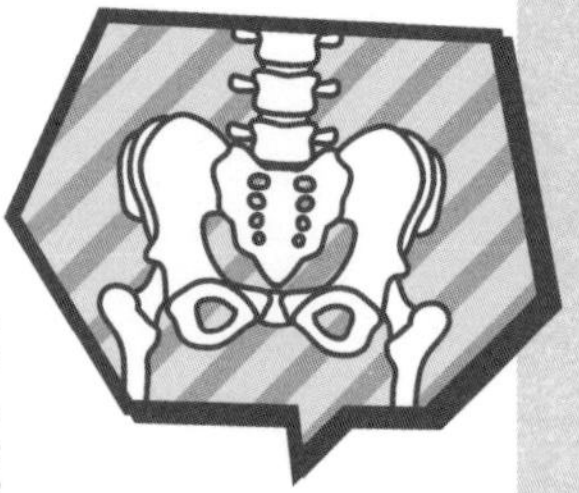

髖關節伸展操（踹腿舒展運動）

比「髖關節繞環」還要簡單易行的是「踹腿舒展運動」。若症狀只是輕微卡頓，那麼只需要用力踹幾下腳，就可以立即放鬆、舒緩不適。

請想像你面前的地上有一個鋁罐，抬起患肢假裝要把它踩扁一樣，以後腳跟用力踹。重點是要使勁用力踹，並在不踹到地面的情況下，讓腳停在空中。重複幾次後，即可延展髖關節，減輕不適感。

就像髖關節繞環一樣，這種伸展運動的優點是合適在做家務或工作空檔時進行，不受限於地點。當感到髖關節不對勁時，請務必嘗試看看。建議1天進行1～3次即可。

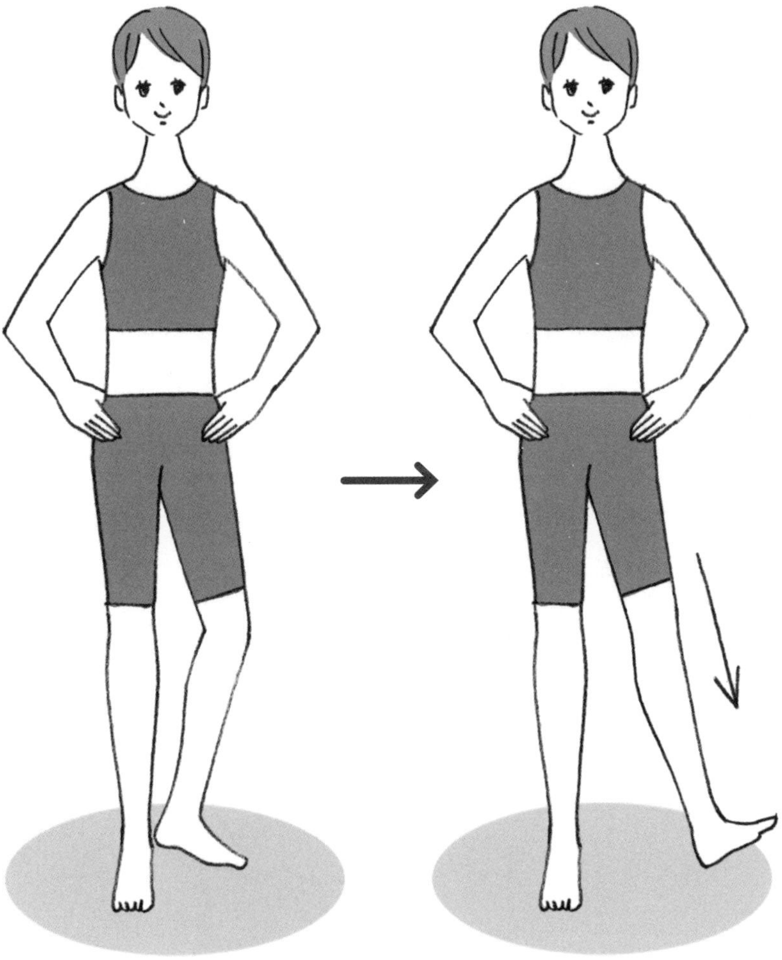

1 抬起患肢。

2 後腳跟使勁用力往前方踹出。

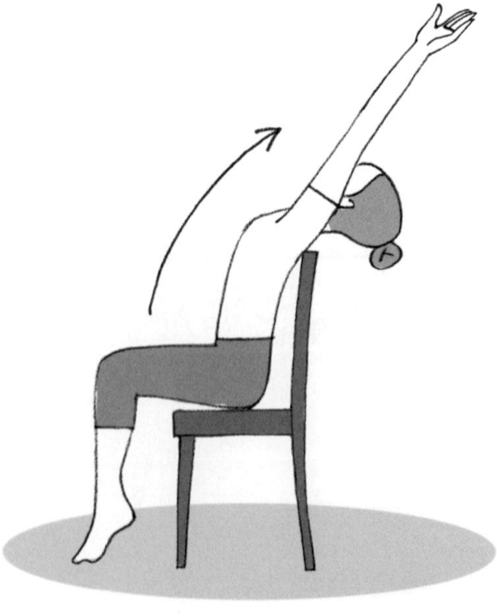

第 3 章

間接讓「滑液」恢復活力的體操

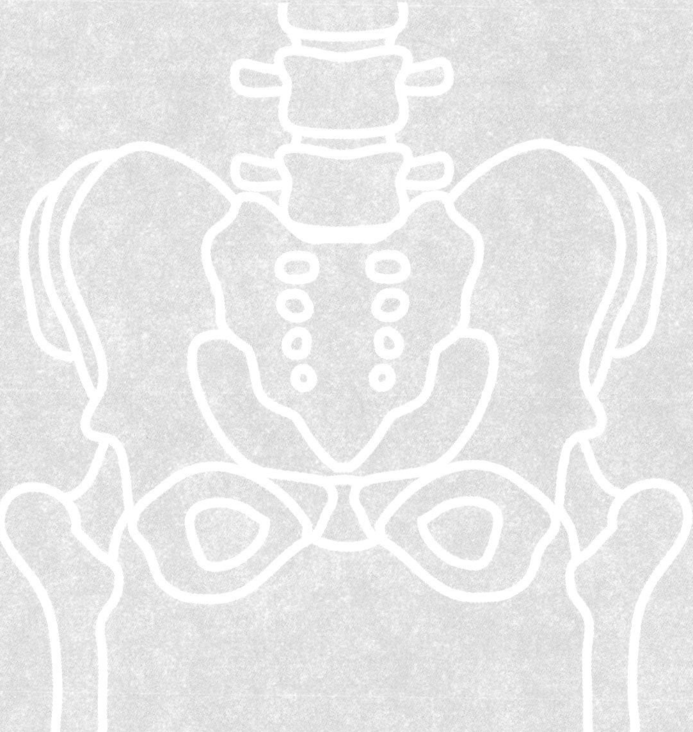

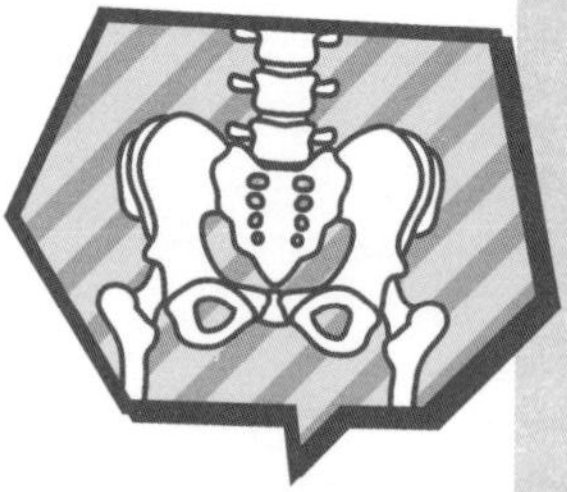

間接影響髖關節的構造

■將全身關節視為齒輪

人體由200多塊骨骼組成，並且由「關節」連接著骨骼，因此全身上下共有數百個關節。

關節的構造可比擬為機器的「齒輪」，而機器仰賴著大大小小，依序咬合的齒輪帶動整部機器運轉，倘若其中一個齒輪生鏽、鬆脫或停擺，將連帶影響其他齒輪，如不及時處理的話，很快地，整部機器就會報銷。

同理可證，身體任何一個關節生鏽、停擺，將造成周圍的肌肉及韌帶過度負荷，從而影響其他連接的關節。

如前所述，髖關節與薦髂關節密切相關，若把全身關節視為齒輪，不僅薦髂關節、其他關節與髖關節自然是休戚與共，同時大大影響髖關節周圍的肌肉。

■肩頸不適也可能誘發退化性髖關節炎!?

除了薦髂關節外，髖關節還受到肩部、頸部、膝關節以及周圍肌肉的影響，如股四頭肌、臀大肌、臀中肌及髂腰肌。

例如膝關節僵硬不適，無法支撐體重，承受下肢運動的衝擊時，容易加重髖關節負擔，造成關節囊內的關節間隙狹窄；股四頭肌收縮時會帶動髖關節彎曲，股四頭肌一旦失去彈性，髖關節也會變得僵硬緊繃。所以，為維持髖關節健康，自然必須同時保養與之連接的關節及肌肉。

本章內容將介紹如何強化連接髖關節的關節及肌肉，這動作還具有優秀的抗衰老效果，請務必嘗試看看。

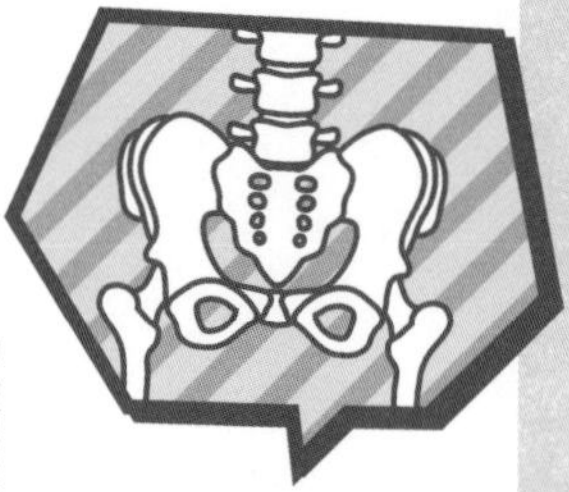

髂腰肌伸展操

「髂腰肌」位於髖關節前側，由上而下附著於腰椎，經髖關節前側，止於股骨。如果髂腰肌僵硬緊繃，髖關節運動會受到限制。另一塊與髂腰肌重疊的「股直肌」，若因姿勢不良造成股直肌最上端緊繃，亦不利於髖關節。透過「髂腰肌伸展操」的伸展，能放鬆緊繃的髂腰肌與股直肌，恢復髂腰肌彈性，進而幫助連接在髂腰肌頂端的腰椎運動順暢，同時能適度刺激薦髂關節並強化其功能，由此改善髖關節狀態，恢復其活動度。

伸展時立起單邊膝蓋，盡量延展該腳的鼠蹊部。可將小腿放在椅子上，加強伸展強度。建議1天進行1～3次即可。

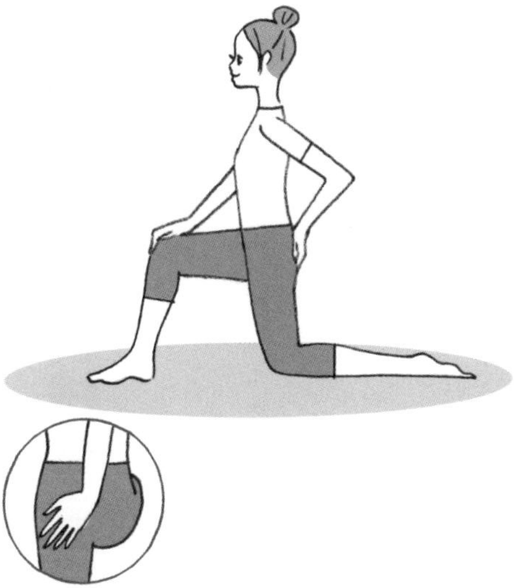

1 將患肢跪在地上，另一腳向正前方跨出，呈「單腳跪姿」。與跪地那腳同邊的手扶在薦髂關節（請參照第47頁）位置。

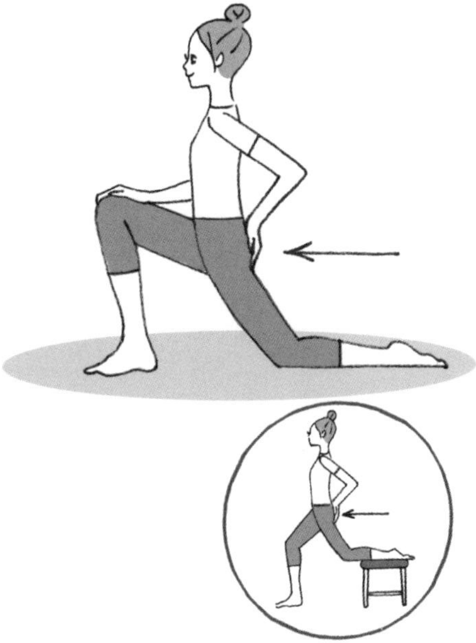

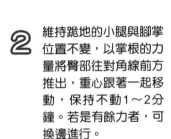

使用椅子來增加強度！

2 維持跪地的小腿與腳掌位置不變，以掌根的力量將臀部往對角線前方推出，重心跟著一起移動，保持不動1～2分鐘。若是有餘力者，可換邊進行。

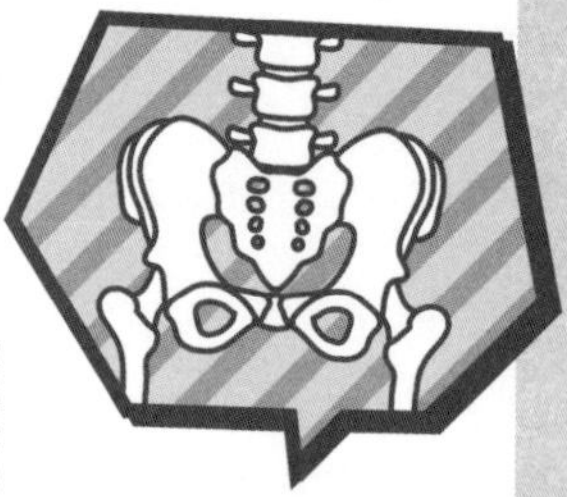

腰部網球伸展操

「腰部網球伸展操」，是用來增進與髖關節密不可分的薦髂關節活動範圍的運動。薦髂關節運動若能恢復正常，即能減輕腰椎、椎間盤以及周圍肌肉的負擔，緩和對髖關節的壓迫，疼痛也會得到改善。

只需準備2顆硬式網球或花生按摩球，以封箱膠帶固定牢固。拳頭抵住尾骨隆起處，將網球置中放在拳頭上，然後移開拳頭。

平躺於堅實的地板上，注意保持球的位置不偏移並維持該姿勢1～3分鐘。起初可能會感到劇烈的疼痛。若患有神經痛者可能痛感會暫時加劇，但以上症狀都是對於改善薦髂關節有效的證據，故請不必害怕。建議1天進行1～3次即可。

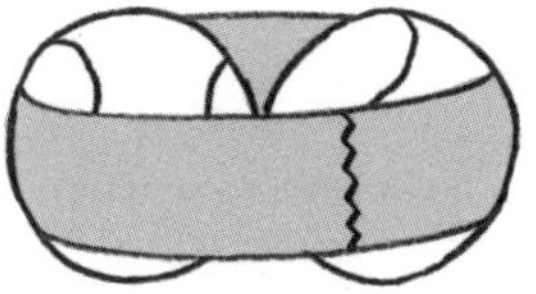

1 準備2顆硬式網球，以封箱膠帶固定牢固。

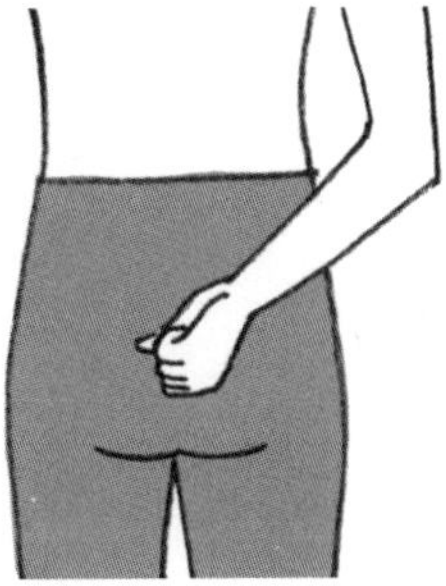

2 找到臀縫上方的「尾骨」隆起處，將拳頭抵住。

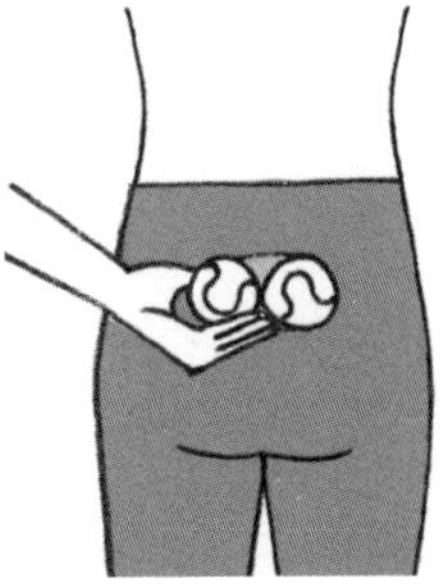

3 將步驟1的網球置中放在拳頭上，然後移開拳頭。

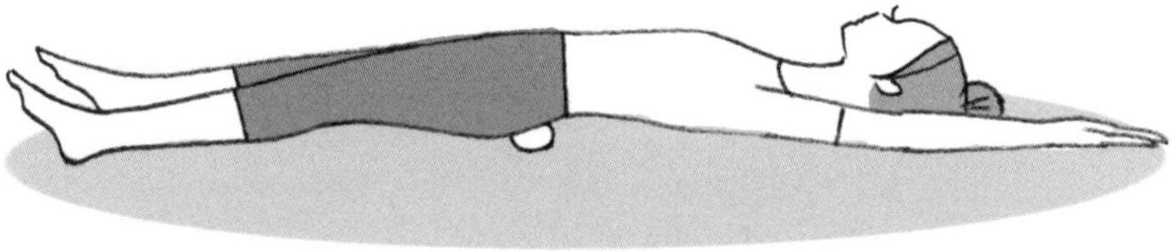

4 平躺於堅實的地板上，注意保持球的位置不偏移，維持該姿勢1～3分鐘。

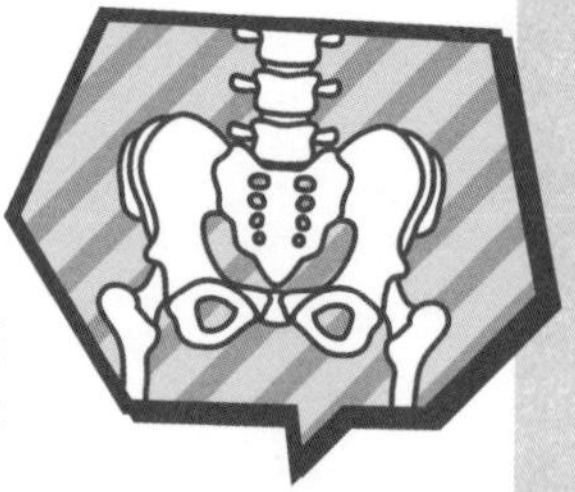

貓式與海狗式伸展操

這是一組可使附著於脊椎上的「豎脊肌」恢復柔軟彈性，並改善駝背等「不良姿勢」的伸展運動。

為了讓肌肉有良好的柔軟度，需要給予適度的「收縮」及「放鬆」。「貓式伸展」可放鬆因不良姿勢而僵硬緊繃的豎脊肌。「海狗式」則可藉由收縮豎脊肌，矯正前傾的腰椎恢復原位，並有助於改善前傾的身體重心以及恢復腰椎的柔韌性。同時具有矯正偏移歪曲的薦骨的效果，能提升腰椎與薦髂關節之間的協調性，有利於髖關節。

建議1天進行1～3次即可。

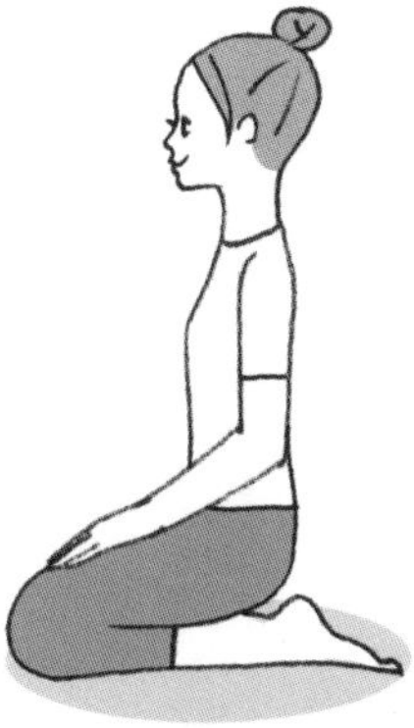

1 跪坐於堅硬的地面，深呼吸一口氣。

2 呼氣時雙臂前伸，慢慢拱起背部，上半身前傾（即貓式），保持不動1分鐘。

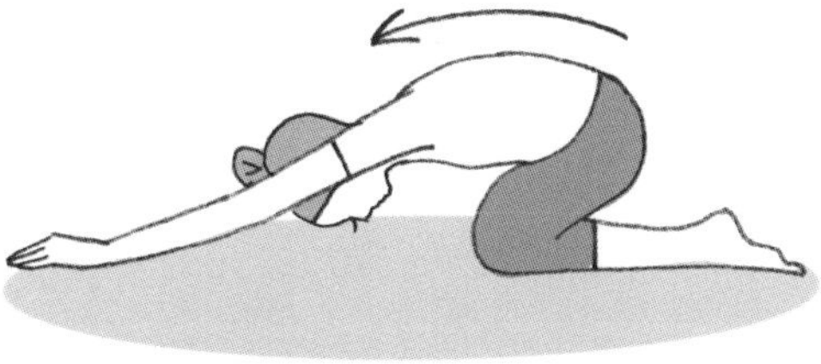

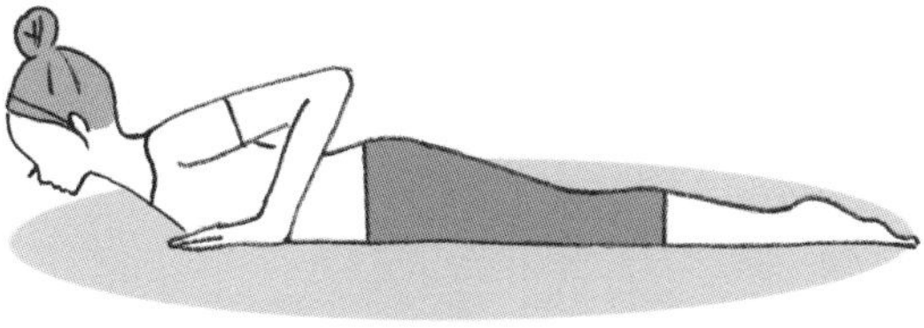

3 接續步驟2的姿勢，雙腿伸直，俯臥趴下。雙手手掌撐在胸部兩側地上，深呼吸。

4 呼氣，慢慢打直雙臂，抬起上半身（即海狗式），保持不動1～3分鐘。

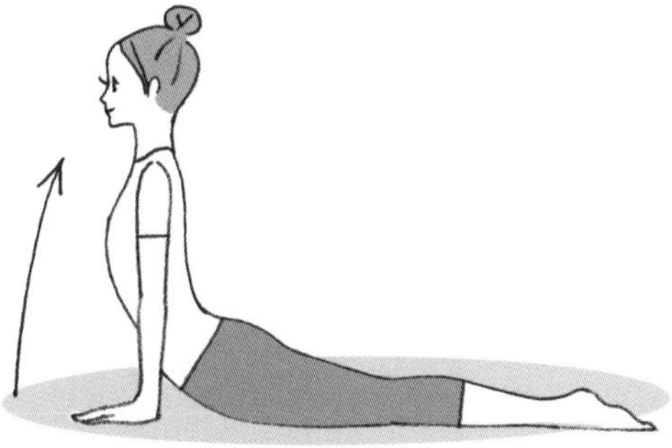

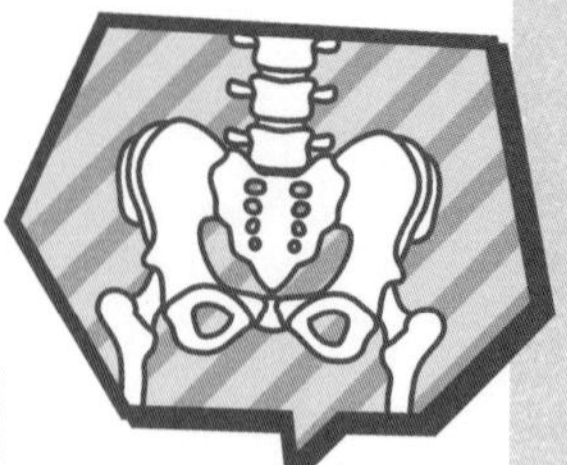

躺姿扭轉式伸展操

人體脊柱呈前後彎曲的弧度（S型曲線），其中腰椎呈現後彎曲線，若長期習慣性駝背、前傾姿勢，腰椎會失去原有的生理曲線，變成直線形。

大多數人的前傾姿勢通常伴隨向左或向右的偏移，加重腰椎左側或右側的負擔。因此腰痛或髖關節痛的症狀一般會先反應在過度負重的腰側。此時藉由「躺姿扭轉式」扭轉身體以伸展疼痛的部位，達到減輕腰椎及髖關節負擔的作用。

透過此伸展操，能伸展臀部肌群，幫助放鬆緊繃的臀大肌及臀中肌，使腰椎與肌肉動作更加靈活順暢，進而提升髖關節的活動力。建議1天進行1～3次即可。

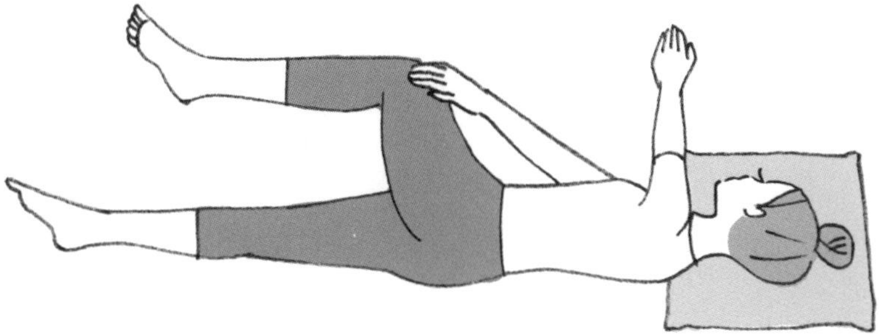

1 疼痛的腰側朝上，側躺於地上，單腳膝蓋彎曲呈90度，讓膝蓋靠在地上。

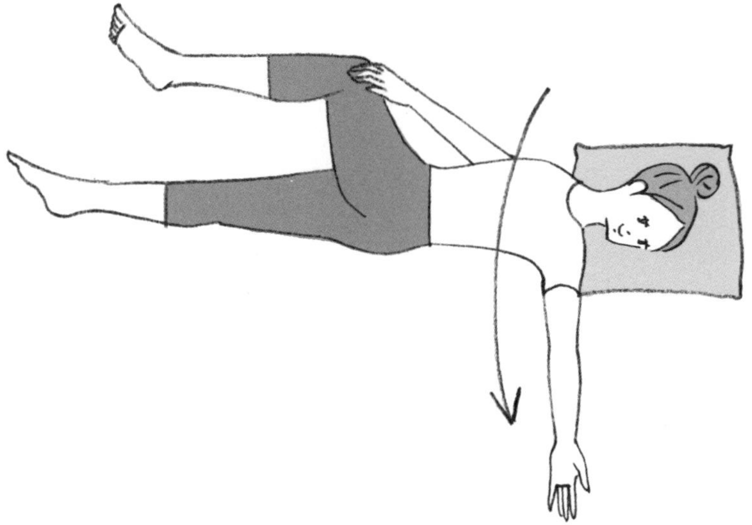

2 以同側手扶著彎曲的膝蓋不離地，另隻手臂向外伸展，上半身往反方向扭轉，保持不動30秒。若是有餘力者，可換邊進行。

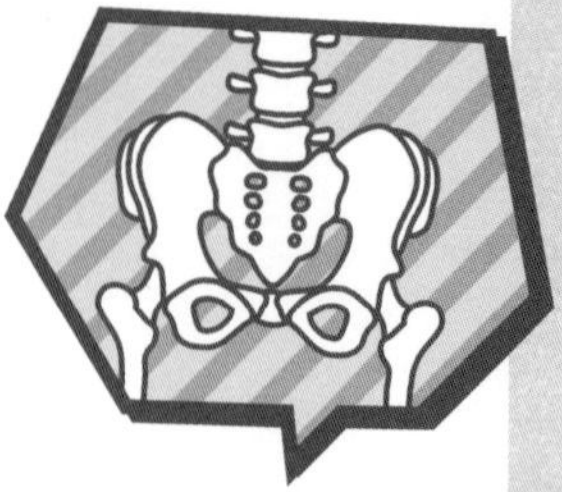

大腿伸展操

大腿伸展操，可伸展大腿外側緊繃的肌肉，並放鬆膝關節內側。

向外張開患肢，把腳放於椅面上，單手握住膝上位置後用力按壓內側。不僅可伸展大腿外側、後側以及小腿肚，亦有助於擴張膝關節間隙；使大腿、膝蓋以及小腿硬化的血管組織與神經組織恢復彈性，有助促進血液循環，活絡神經，並緩和大腿的不適與疼痛。大小腿肌肉與關節恢復正常功能後，髖關節動作自然更加靈活順暢。

應留意務必將感到疼痛或麻木的腳向外側張開，感受大腿外側、臀部確實伸展開來，效果更佳。有餘力者，可換邊進行。建議1天進行1～3次即可。

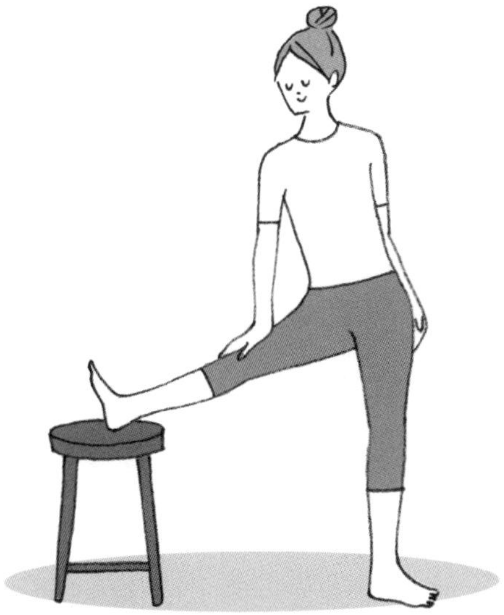

1 向外張開患肢，向外張開並放於椅面上。

2 手掌握住膝蓋內側，借助自身體重用力按壓1～3分鐘。

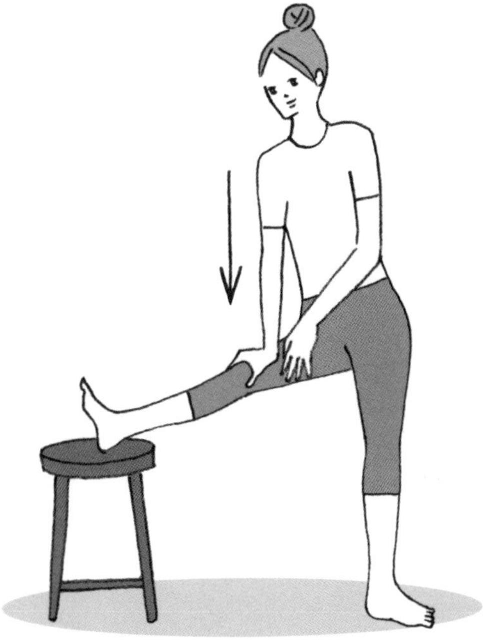

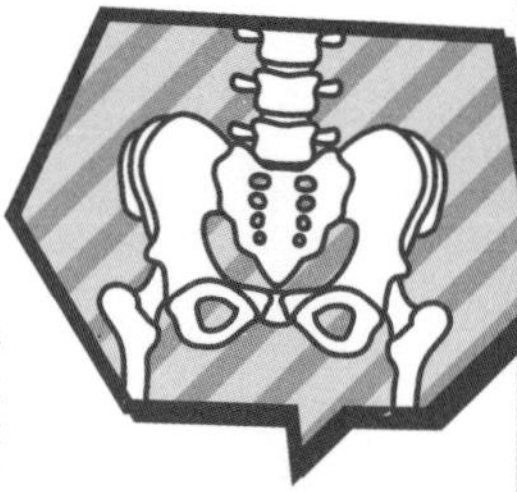

膝部網球伸展操

膝蓋疼痛或屈伸困難時，皆會連帶造成髖關節的負擔。膝部網球伸展操，即是「簡易版膝關節囊內矯正」，具有擴大膝關節間隙、促進關節囊滑液分泌以及提升關節可活動範圍的作用。

請準備1顆硬式網球。首先，坐在椅上抬起單腳，以膝蓋窩夾住網球。接下來，雙手抱住小腿逐漸使力，用膝蓋窩夾緊這顆球，狀似要將網球壓扁一樣，直到感覺「痠疼爽快」的程度，停留30秒鐘。然後換邊重複相同步驟。

這個動作也可改採平躺於地上進行，建議1天進行1～3次即可。

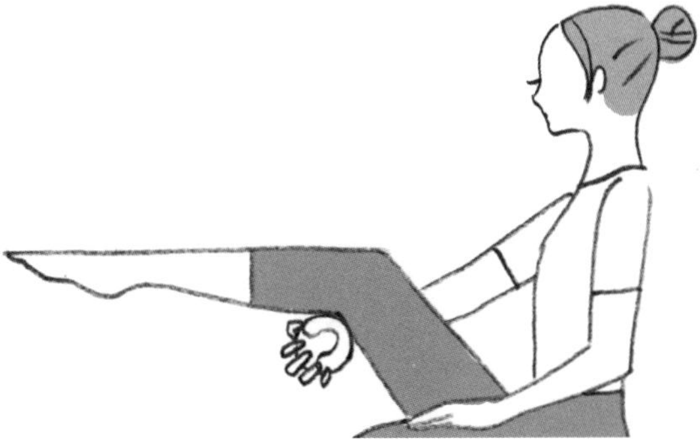

1 坐在椅上抬起單腳，以膝蓋窩夾住1顆硬式網球。

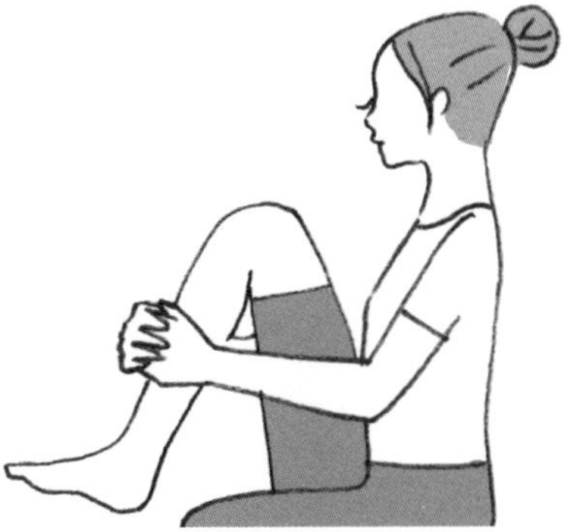

2 雙手抱住小腿逐漸使力，用膝蓋窩夾緊這顆球，有如要將球壓扁。直到感覺「痠疼爽快」的程度，停留30秒鐘。

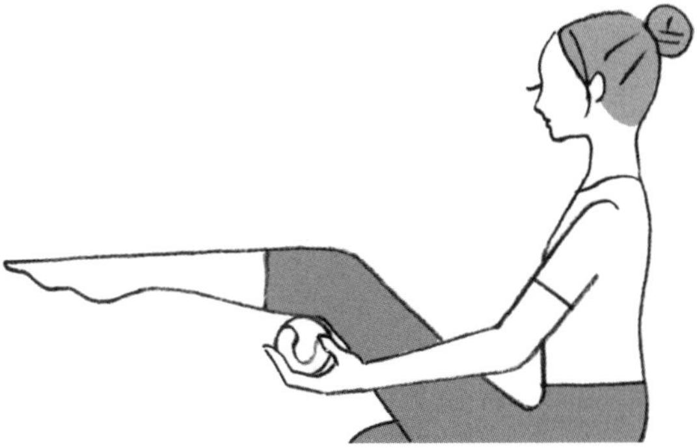

3 換邊重複相同步驟。

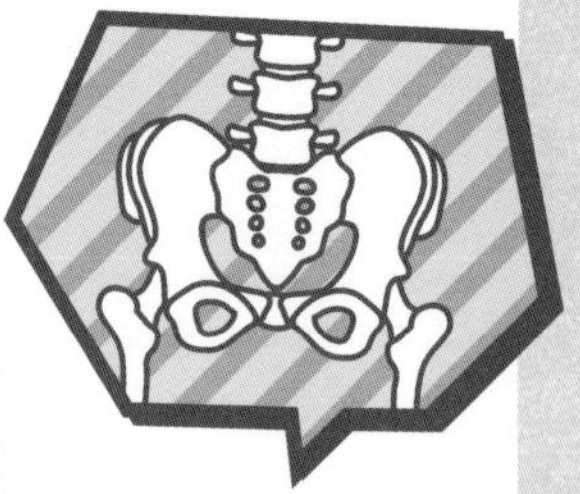

壓下巴體操

呈S型曲線的脊柱中，第1～7塊椎骨稱為頸椎，正常的頸椎生理曲線微向前彎。頸椎曲線具有緩衝功能，可分散頭部重量（約佔體重的10％），並維持頭部與頸部位置在脊柱的正上方。

但若是長期姿勢前傾或頭頸向前突出，本應具有圓弧曲線的頸椎將因此變得筆直，此情形稱之為「直頸症」。一旦出現直頸症的症狀，頭頸將不由自主的前傾，最終連帶引起髖關節不適。

「壓下巴體操」是藉由用力推動下巴，強迫使頸椎向後移動的伸展運動。可改善頸椎僵直，使頸椎恢復應有的曲線。建議想到就做，不限次數。

1 先把椅子坐滿，背部服貼於椅背。單手拇指與食指抵住下巴，保持身體不動，頭盡量往前伸。

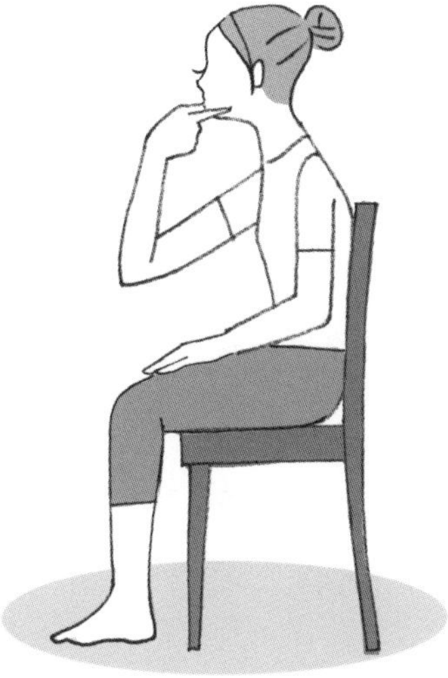

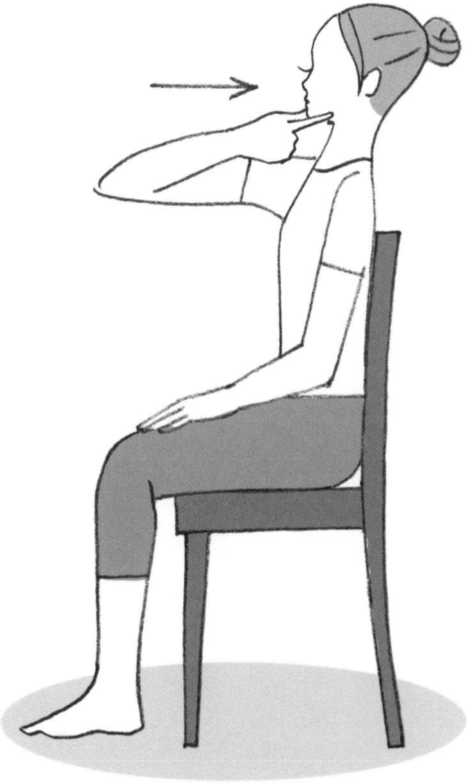

2 用手抵住下巴，像是水平滑行一般往後推。重複1、2的步驟2～3次。

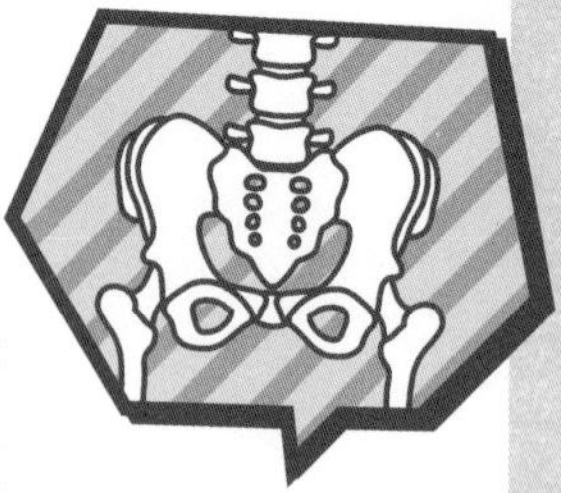

坐姿後仰伸展操

長期放任直頸症不處理，會影響連接頸椎的胸椎，前傾姿勢的問題將不止於頸部，還會延伸至上胸部，症狀惡化至「整個上胸前傾」。因姿態像是天鵝的脖子一樣，故稱為「天鵝頸」。

天鵝頸的脊椎呈現「前傾過彎的弧度」，其頂點就是肩胛骨，因此只要給予肩胛骨適度的負重，即可借助重力及自己的體重來矯正脊椎前彎的問題。「坐姿後仰伸展操」便是利用椅背刺激肩胛骨的伸展運動。

請準備一把椅子，椅背上緣需足以碰到肩胛骨。若椅背過高，可在臀部下方加上座墊來調整高度。做法十分簡單，只需讓肩胛骨的正中心抵住椅背的上緣，然後將上半身盡量後仰即可。建議1天進行1～3次。

1 淺淺地坐著椅子，保持臀部位置不動，調整座高以確保肩胛骨中心能抵在椅背上緣。

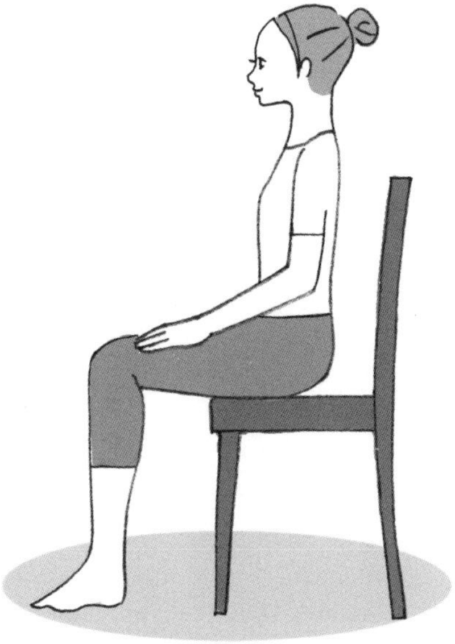

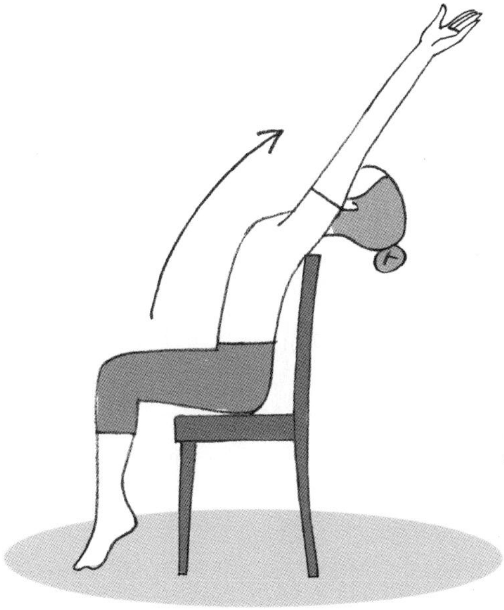

2 將肩胛骨中心抵住椅背的上緣，舉起雙臂，上半身盡量往後仰，保持10秒不動。

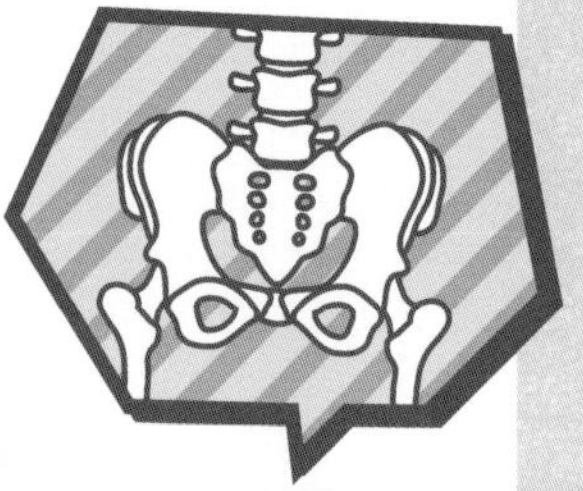

肩胛骨網球伸展操

肩胛骨網球伸展操，是有助自動矯正因天鵝頸引起的脊椎問題的伸展運動。

對於成天伏案工作，以及長時間使用電腦或智慧型手機的人，往往容易發生肩胛骨前傾的情形，建議搭配第92頁的「坐姿後仰伸展操」，在白天利用家務或工作空檔的零星時間進行「坐姿後仰伸展操」，晚上空閒時則進行「肩胛骨網球伸展操」。

只需準備兩顆硬式網球，並用封箱膠帶固定牢固或是同等大小的花生按摩球。將球抵在肩胛骨中心位置，仰臥在地板上，注意不要讓球偏移，以與「壓下巴體操」相同的方式（請參照第90頁）按住下巴，維持30秒～1分鐘。透過這個動作，亦有助舒緩四十肩及五十肩。建議1天進行1～3次。

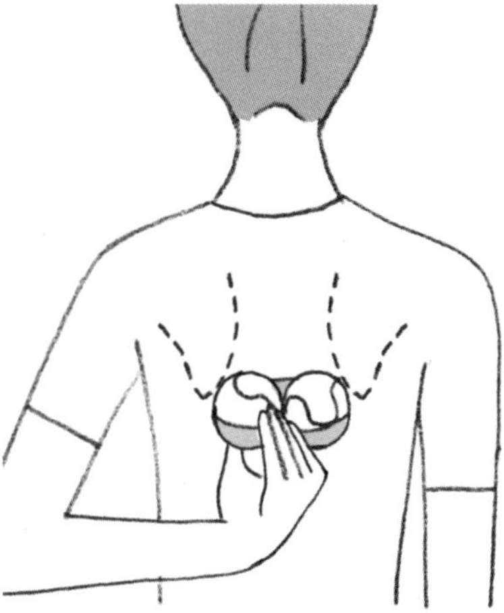

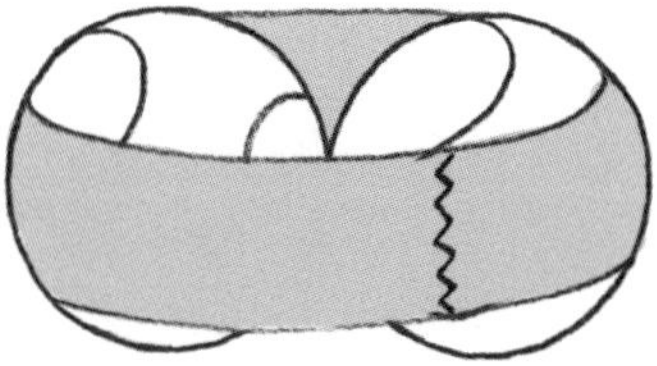

1 準備2顆硬式網球，用封箱膠帶固定牢固。。

2 將球抵在肩胛骨中心位置。

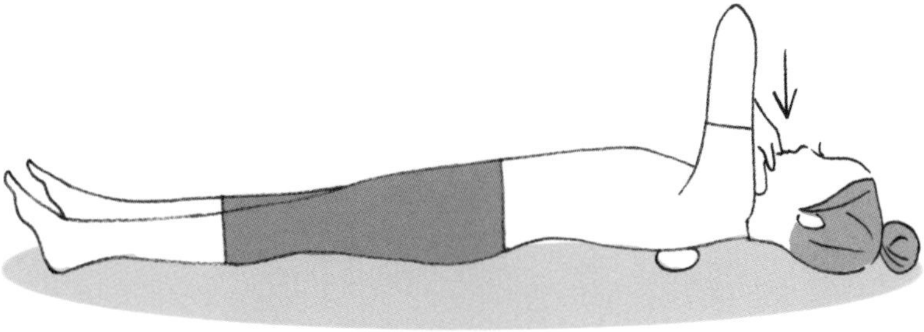

3 注意不要讓球偏移，以與「壓下巴體操」相同的方式（請參照第78頁）按住下巴，維持30秒～1分鐘。

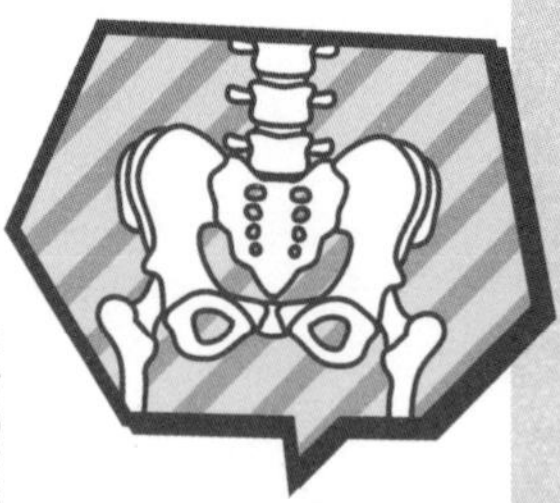

矯正束帶伸展操

天鵝頸（請參照第92頁）若是置之不理，恐怕終將導致嚴重駝背，甚至對肩膀造成非同小可的傷害。尤其容易引起肩關節前移，兩側肩頭超過身體中線的「圓肩」。圓肩也會間接引起髖關節不適，我有許多退化性髖關節炎的患者，就同時受到圓肩的困擾。

透過「矯正束帶伸展操」，可有效矯正圓肩。使用不具彈性的繩子，兩端簡單打個結，將繩子交疊，像是阿拉伯數字「8」。接著將繩子帶套上一邊的肩膀，再繞過背部讓另隻手可以穿過去，最後將繩子兩端繫緊。然後維持此狀態進行30分鐘的家務，可有效改善肩胛骨內縮問題，恢復正常體態。患有圓肩或天鵝頸問題者執行上可能會有些難受，請一定要堅持下去。每天進行次數無限制。

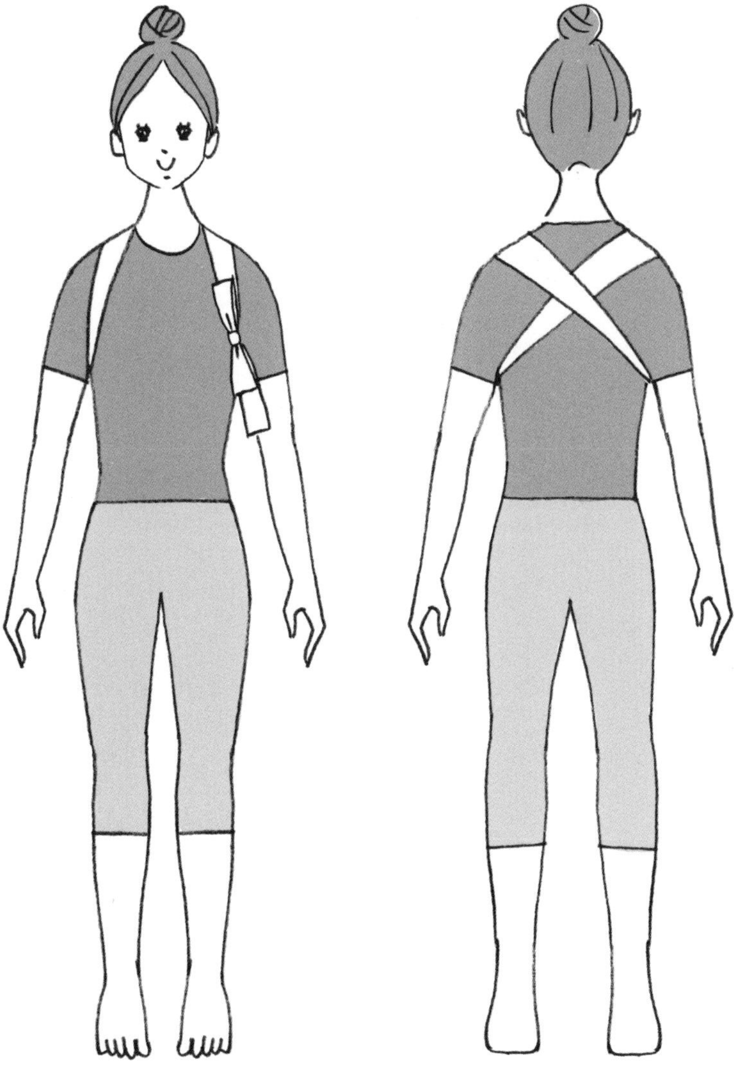

準備1條約2公尺長且不具彈性的繩子。兩端輕輕打結，將繩子交疊，像是阿拉伯數字「8」。將繩子穿戴上兩肩，抬頭挺胸，最後將繩子兩端繫緊。

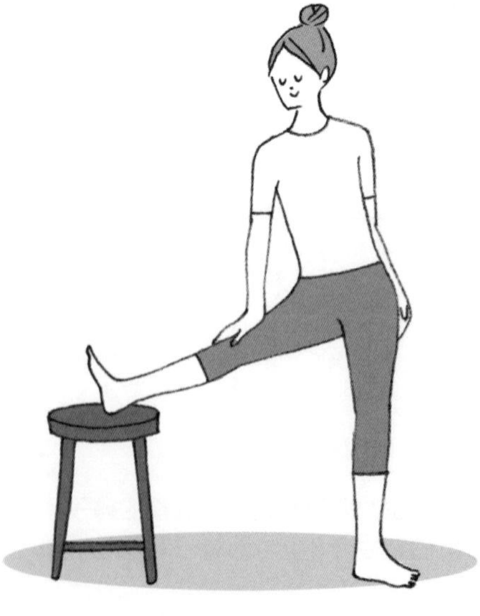

第 4 章

讓「滑液」恢復活力的生活習慣

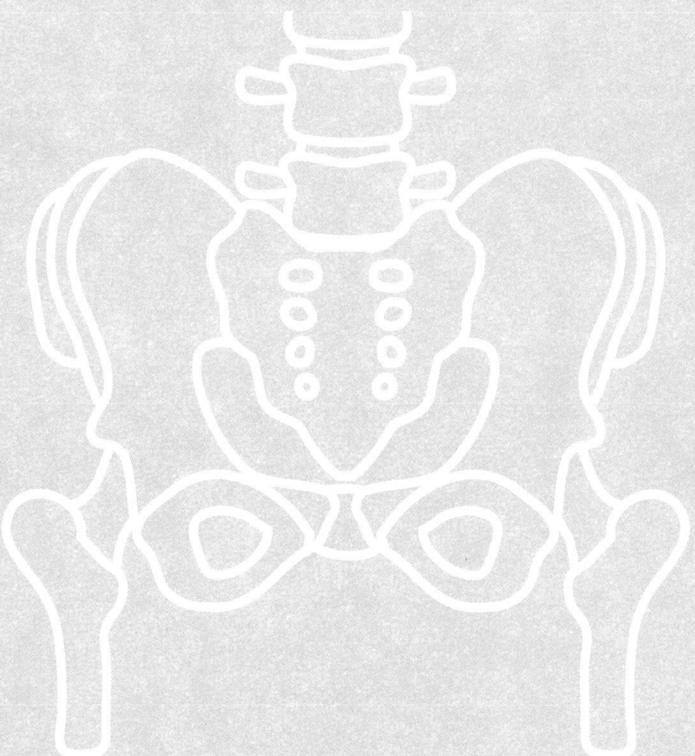

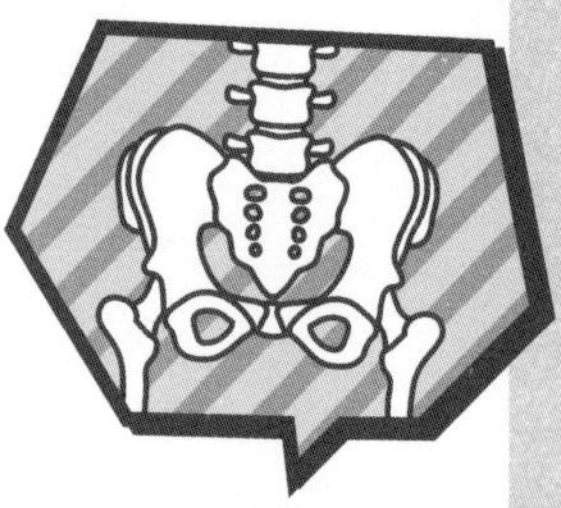

錯誤的站姿與正確的站姿

■大多數人患有「S型曲線」變形問題

誘發退化性髖關節炎的導火線是薦髂關節卡鎖（關節僵硬緊繃）。就我個人診療經驗，包括退化性關節炎患者在內，約有8成的成年男性與女性都存在薦髂關節卡鎖的問題。

造成薦髂關節卡鎖的主要原因正是「姿勢不良」，先讓我們認識各種姿態的基礎與起點——「站姿」。

人類以雙腳步行，必須仰賴脊椎支撐沉重的頭部重量。脊柱藉由前後彎曲的「S形曲線」分散身體承受的負重及衝擊，以保持身體平衡。

然而，卻有不少人脊椎的S型曲線變形，其主要原因來自「長時間維持相同的姿勢」。尤其若是長期處於前傾（駝背）姿勢之下，脊椎變形將直接影響薦髂關節，造成滑液分泌減少，進而造成髖關節及腰椎發生異常。

■4個步驟找回正確站姿

「站姿」是體態的基礎。標準的站姿是在身體放鬆，眼觀前方，靠牆站立時，「後腦勺、肩胛骨、臀部及後腳跟」這4點應處於一條直線上。

找回正確站姿，只要以下4個步驟，①收下巴，②挺胸，③膝蓋打直，④重心落在身後。遵循以上方法，即可維持頭部在脊椎正上方，背部挺拔筆直，骨盆端正的站姿，使髖關節正常運作且膝蓋伸直，呈現良好的站姿。站立時，可以想像有一條線從頭頂把身體往上提起來。

剛開始可能會覺得有些彆扭，只要願意持續練習，就能習慣成自然，畢竟這才是對身體最舒服不累的姿勢。

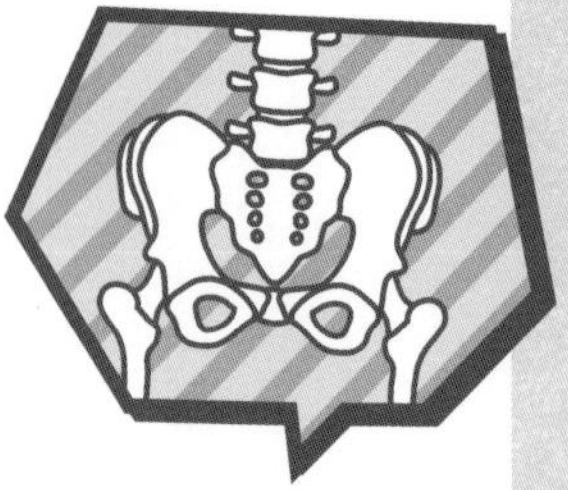

錯誤的坐姿與正確的坐姿

■善用「座椅」

為了讓髖關節疼痛不再惡化，首先需要重新檢視日常生活習慣。其中一項即是善用「座椅」，避免席地而坐。

起立坐下時的高低落差越大，對髖關節帶來的負擔則越重。若是髖關節不適者，請盡量多使用座椅。

但該怎麼坐才對，就是門學問了。千萬不能上半身懶懶地靠著椅背，雖然躺靠在椅背上感覺很舒服，卻會使脊椎過度彎曲及骨盆傾斜，容易造成薦髂關節卡鎖。此外，靠在扶手上亦容易造成身體左右施力不均，進而增加脊椎負擔，也不妥當。

在使用電腦或智慧型手機時，身體總是不自覺前傾（駝背）。彎腰駝背等姿勢會使髖關節彎曲，造成關節多餘的負擔。我認為「前傾姿勢」是使滑液分泌減少，引起退化性關節炎的首要原因。

■姿勢良好亦應避免「久坐不動」

與站姿相同，坐著時讓上半身保持正常的生理曲線很重要。理想坐姿的步驟如下：

①將椅子坐滿，②讓椅背頂住骨盆，③抬頭、挺胸、收下巴。

接著，讓髖關節、膝關節及腳踝　處的角度呈現約90度，可防止骨盆向前傾斜，同時幫助坐姿更穩定。

而最重要的是，縱使姿勢良好，每30分鐘～1小時應起身活動。再好的姿勢，久坐仍會導致腰椎與薦髂關節僵硬、緊繃，使腰椎周圍的肌肉力量疲乏，進而引起血液循環不佳等問題。因此，請盡量頻繁起身活動身體。

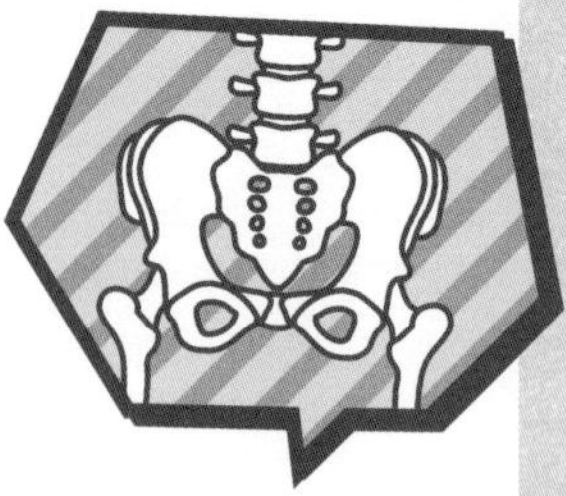

錯誤的睡姿與正確的睡姿

■「側睡」恐引起脊椎變形

每天8小時的睡眠，就等於1天24小時將近三分之一的時間是在床上度過。若睡覺時姿勢不良，髖關節肯定會受影響。

很多人喜歡側著身體睡覺，但側睡時，脊椎會彎曲成像是英文字母C的形狀。由於側睡姿勢常被推薦給患有睡眠呼吸中止症（sleep apnea syndrome）的患者，是否採取側睡須視情況定奪，可就睡姿而言，側睡並非是個友善脊椎的睡姿。

■嘗試「不用枕頭」睡覺

理想的睡姿是以不用枕頭、手掌心向上、大字型仰躺的姿勢睡覺。只要以這個姿勢睡覺，即可使脊椎保持正常的生理曲線。

由於睡在枕頭上會迫使頸椎處於前屈狀態，無法維持脊椎的生理曲線。採取仰臥、手掌心向上的姿勢，是為了防止肩胛骨內縮形成「圓肩」，並使胸腔展開、放鬆身體。

使用枕頭多年的人，沒有枕頭可能會感到不自在而無法入眠。在這種情況下，請準備幾條毛巾，將毛巾摺疊成「毛巾枕」，高度約與目前使用的枕頭相同即可。第一晚先使用與枕頭同高的毛巾枕，隔夜開始1天減少1條毛巾，最後將不再需要毛巾亦可安穩入睡。

當可以不用枕頭睡覺時，請將毛巾枕放在臉頰左右兩側，其高度約為「肩寬的一半」。這是為了防止睡覺時翻身造成頸部負擔。此外，上述方法也有助於無法仰睡的人。

建議選擇偏硬的床墊。過軟的床墊無法提供足夠的支撐，容易引起身體下沉、脊椎彎曲。透過選用稍硬的床墊，晚上睡覺時能讓脊椎自然形成S型曲線。

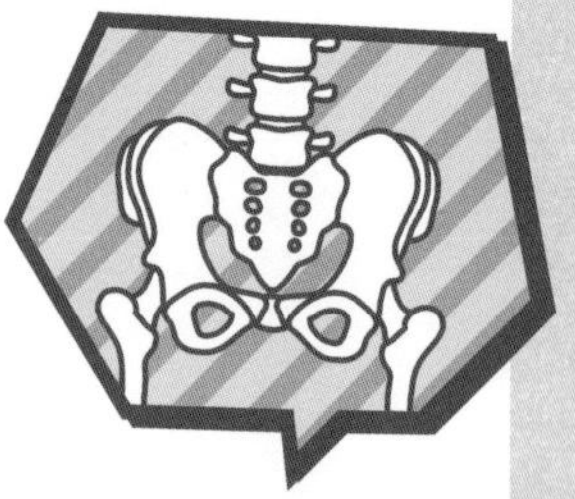

錯誤的步態正確的走路步態

■導致髖關節生鏽的「低耗電步態」

「行走」這個動作是最基本的髖關節運動。透過行走，即可保護髖關節靈活順暢。但若是沒有充分活動髖關節，僅靠雙腿前進的步態走路，結果往往事倍功半。我將這種彷彿開啟低耗電模式般的錯誤行走方法稱之為「低耗電步態」。

具體而言，就是時常拖著腳且步伐小的走路姿勢。

關節愈是不用就愈易僵硬。長期以錯誤的步態行走，髖關節可活動範圍恐將會逐漸狹窄，變得愈發僵硬緊繃。

■正確步態是昂首闊步、自信大方

正確步態的關鍵，在於①收下巴、眼睛直視前方，②肩膀放鬆、挺胸、手臂大幅度擺動（想像是手肘向後擺動），③挺直背脊、收緊小腹，④髖關節與膝關節之間打直、腳步蹬地，⑤身體的7成重心放在身後。

而其中最為重要的是步驟④，留在身後的腿要蹬離地面時，從髖關節到膝關節要伸直。步幅放寬，用後腳跟著地，以腳趾蹬出腳步。蹬出腳步時，髖關節與膝關節之間必須打直。

步驟⑤「跨步時，將身體的7成重量放在身後」，是為了讓脊椎處在自然的狀態，包括髖關節在內，各個關節及肌肉活動能夠更加靈活順暢。

這種步態會讓上身反弓，更能挺出胸部，看似高高在上，效果卻更恰到好處。

人們常說：1天走1萬步能擁有健康，但如果都使用錯誤的步態來行走，就算超過1萬步也不會更健康。因此，你必須使用正確的步態來行走，就算每日只用10分鐘或5分鐘散步，都能讓身體更健康。

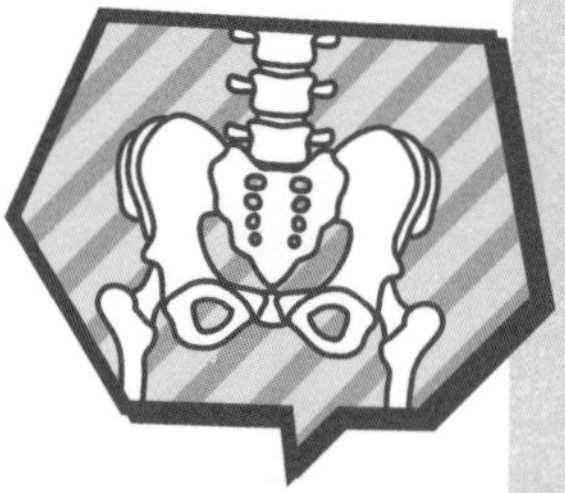

如何維持身體柔軟度

■可活動範圍並非愈大愈好

說到「髖關節的可活動範圍很大」，可能會聯想到芭蕾舞者或瑜伽老師劈著腿呈現180度，上半身前彎趴在地上的畫面。

開腳前屈伸展確實有助於擴大髖關節可活動範圍，保持關節健康。但過度伸展，效果可能適得其反，造成傷害。

依照髖關節可活動範圍，簡單分級為「1～5」，髖關節卡鎖為「等級1」，可做出最大活動範圍則為「等級5」。

根據臨床經驗發現，髖關節若能維持在「等級3」的狀態，就幾乎不會發生病變。但若是到了「等級5」，乍看之下身體柔軟靈活與疾病無緣的人，實際上已經出現症狀。

現在患有髖關節疼痛的人，應該是處於「等級1」或「等級2」的狀態。請以「等級3」為目標，盡可能多走路，多活動身體。

然而，坦白說維持「等級3」並不是那麼輕鬆，本書介紹的「簡易版關節囊內矯正」就是以「等級3」為目標所設計的動作，剛開始練操時，有可能會感到「疼痛」。

但只要恢復到了「等級3」，疼痛會逐漸減輕，日常中的各種動作亦可做得更順暢。

■平均分配身體的使用

愈想保持髖關節健康和「不要只做自己擅長的動作」同樣重要。

大多數人在進行任何動作時，都會有其中一腳支撐著體重，稱之為重心腳。因此，髖關節病變更容易出現在慣用的重心腳。

為了保護髖關節，請有意識地變換使用重心腳，藉此平均分配兩側髖關節所承受之壓力，降低病變的風險。

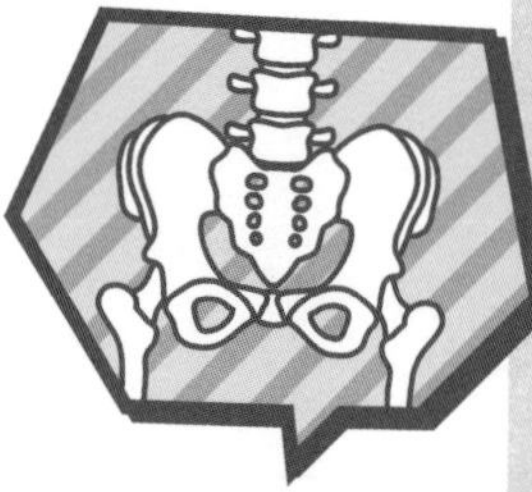

溫暖髖關節

■浸泡全身浴，讓身體由內而外變暖和

對於所有關節來說，「寒冷」這兩字就如臨大敵一般。由於低溫容易造成關節僵硬、肌肉緊繃，導致神經傳導功能衰退，血液循環紊亂，進而引起關節疼痛以及麻木感等症狀頻發。

尤其是髖關節所在的腰部特別不耐寒。若是患有髖關節疼痛和不適者，就算夏季也必須做好腰部保暖工作。

此外，洗澡也是非常值得推薦給各位的「驅寒暖身」方法，不過請留意是泡澡，而非淋浴。

浴缸注入熱水（約39度），將頸部以下完全浸泡水中。手肘也請泡進熱水，不要擱在浴缸邊緣。只要養成由內而外溫暖整個身體的習慣，疼痛與麻木會隨之慢慢減輕。

若時間上允許，可早晚各泡1次澡，泡澡時間不宜超過10分鐘，避免頭暈。症狀嚴重者可浸泡約20分鐘，但請注意如有不適，應立即停止。

■學會活用暖暖包

出門在外需保暖時可多善用暖暖包。欲改善疼痛及麻木的症狀，則建議同時使用多個暖暖包。

你可將黏貼式暖暖包貼在「薦髂關節（請參照第47頁）」、「髖關節後側」、「臀中肌」和「臀部斜後方」等，這都是有助於促進血液循環，活絡神經的重要位置。

使用暖暖包時，請隔著衣物使用，勿直接黏貼於肌膚，以免造成低溫燙傷。

市售的溫感貼布，其溫熱效果在開封後僅能維持約15分鐘，熱能不足以傳導至人體深處的關節，因此它的效果有限。

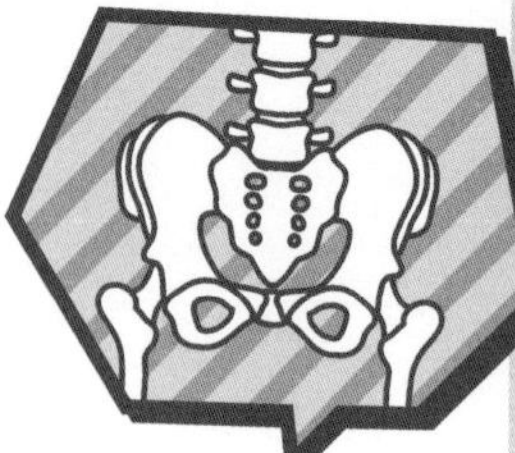

有益及有害於髖關節的運動

■從事垂直跳躍運動應謹慎小心

髖關節是承受人體最大重量的一個關節。除了體重之外，像是運動時跑跳以及選手之間的碰撞，這些劇烈衝擊的動作皆會為關節帶來巨大的負擔。因此，髖關節損傷在運動員中十分常見。

髖關節的運動傷害最常見於足球運動員。足球運動員以不同角度踢球或控球的動作，甚至是選手之間的激烈碰撞，在整個比賽過程中不斷地對髖關節造成壓力與衝擊。此外，還有籃球、排球等高強度的跳躍運動，有氧健身操或街舞，各種跳躍動作都會增加髖關節的負荷。

簡言之，就是「垂直跳躍的運動」不利於髖關節。以此觀點而論，我也不建議從事慢跑或馬拉松運動。還有近來甚為流行的山徑越野跑，尤其是在下山時，關節既要承受自身體重數倍的壓力，還要承受來自地面的衝擊力，若是關節不適者，應盡量避免進行這類運動。

其它像是網球、高爾夫以及羽毛球等，長期從事單一動作的運動，若是感到髖關節有任何不適，也請立即停止才是上策。

話雖如此，但並不是代表這些運動將被嚴格禁止，而是需要做好保養照護，且有意識地以正確的姿勢從事，才能減輕對髖關節的負擔。

以足球為例，進攻時專注於控球，輪到對手運球時則注意保持正確站姿，讓運動有張有弛，避免總是處於一種狀態。

對髖關節來說，健走是最友善的一項運動。以正確步態走路，不僅有益於髖關節，還能鍛煉被稱為人體「第二顆心臟」的小腿肚，進而促進全身血液循環，並且有助於預防及改善高血壓、動脈硬化或高血糖等生活習慣病，亦可期待抗衰老的效果。

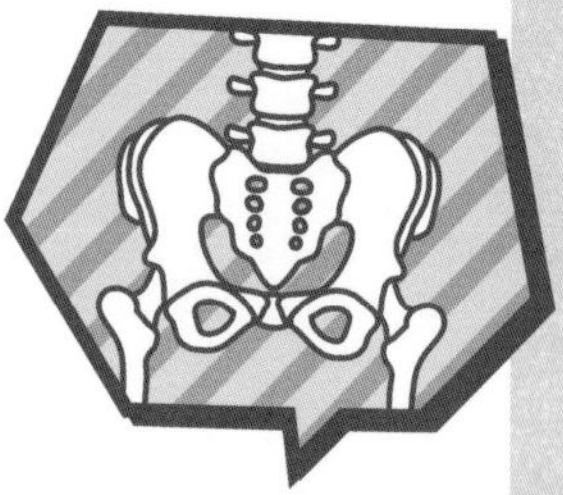

有助保護髖關節的穿著

■避免穿著緊身衣物

髖關節特別容易受到「寒冷」的影響，不僅寒冷的冬天需要留意，衣著單薄的夏天更是不容輕忽。若長時間待在冷氣房時，不妨在腰部等部位搭上毛毯，或是調節空調風向，避免冷氣直吹等等，多下一點功夫。

服裝上雖然沒有嚴格限制，但凡會對身體造成壓迫及束縛感的衣物，如塑身衣、矯正型內衣或緊身牛仔褲，往往會導致血液循環不良，對於髖關節不適者，則不建議穿著。

■鞋款需以穩定性為優先

關節不適者需要特別注意的是「鞋子」。

穩定性低的鞋款會給髖關節帶來更多的負擔。例如，後腳跟未受到完全包覆的涼鞋及拖鞋，或是鞋底採圓弧形設計的運動鞋。

穿上這些鞋款時，為了避免重心傾倒，會使腿部肌肉一直處於緊繃狀態，其用意是為了達到「瘦腿」效果，但是卻不利於髖關節。這是因為當肌肉持續出力，遲遲無法放鬆，久而久之髖關節活動必然會受到限制。

建議改穿平底鞋來放鬆髖關節，並以具緩衝減震效果的款式為佳。

高跟鞋亦屬於穩定性低的鞋款之一。一旦不合腳，足跟的穩定性相對不夠，走路時的重心便容易從後腳跟轉移至腳趾，以腳尖著地。

這種步態會使上半身前傾，呈現「く」字形的姿勢，更容易引起髖關節卡鎖。若是擔心髖關節狀況的人，盡量避免穿著高跟鞋或涼鞋等穩定性較低的鞋款。

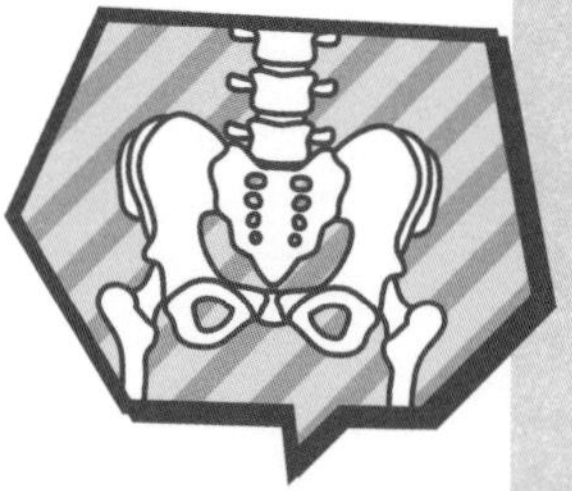

盡量不使用拐杖

■充其量只是「輔助工具」

我的患者經常會問：「我應該使用拐杖嗎？」。在使用拐杖的問題上，存在意見分歧，雙方各持論點，而我的看法是「不該使用」。

使用拐杖能減輕行走時髖關節所承受的壓力。

但假設一位右側髖關節疼痛的患者，以左手拄著拐杖輔以行走，身體重心必然會向左側前傾，其結果可能導致併發椎間盤突出，甚至傷及左膝。

因此，我會建議不要過度依賴拐杖。倘若情況不允許，在你不得不使用之下，它充其量也只是作為「行走輔具」的一種。如果真有這方面的需求，可以考慮選用北歐式健走杖。

一般而言，拐杖的握持高度約與髖關節同高，但我會建議最好是與胸同高，因為這個高度有助於將身體重心放在身後，更能減輕髖關節的負擔。

■感到疼痛的那隻腳也要使用

拐杖使用的基本原則為，若右側髖關節疼痛，拐杖則以左手握持，反之亦然。每次拐杖向前移動約20公分。

重要的是盡可能將重心放在患腿上。想當然，若把重量都壓在上面肯定會感到疼痛，但如果不透過這個方法活動髖關節，其功能只會每況愈下。

在可忍受的疼痛範圍內，盡量平均使用雙腳。若是疼痛太劇烈或支撐不住時，請試著將部分體重分擔至拐杖上。

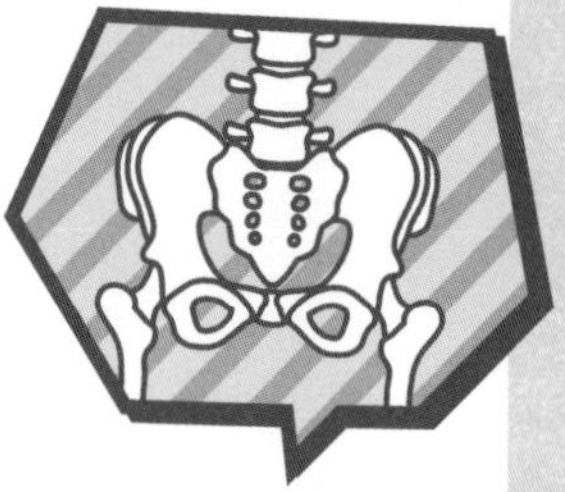

給已植入人工關節的讀者

■關節囊內矯正術亦可改善術後疼痛

正如第1章所述，即使接受人工關節手術，術後未必能完全消除疼痛。造成此結果的原因很多，就我的觀點而言，多由於薦髂關節異常，影響到髖關節術後的復原狀況。

若真是如此，疼痛不適就很有可能是來自肌肉或坐骨神經，而並非髖關節。在此情況下，只要找出癥結對症下藥，必能馴服惱人的疼痛。切勿悲觀認為：「即使做了手術，也無法擺脫疼痛」，也千萬不要就此放棄希望，請向原主治醫師徵詢意見。如果原主治醫師仍無發現髖關節以外的任何異狀，我建議可以去別的醫療機構尋求第二意見。

在我的診所進行人工關節手術，術後仍有疼痛的患者，同時也接受了「關節囊內矯正術（請參照第49頁）」。透過矯正治療使薦髂關節功能恢復正常後，術後疼痛症狀獲得明顯改善的案例亦不在少數。

■提供骨骼適度的壓力，可增強骨骼

如前所述，人工關節的壽命有限，必要時需要進行手術重新置換。一旦骨質疏鬆、脆弱，便容易造成人工關節鬆脫。

這就像是人工植牙治療，因牙齦萎縮或下頜骨脆弱而產生植體鬆脫的情形。人工關節也會發生同樣的問題。

尤其是女性，隨著年齡增長，骨質流失的越來越快，應更加積極攝取足夠的鈣質、促進骨骼生長，以及攝取維生素D，增加鈣質吸收。

此外，提供骨骼適度的壓力，能增加骨質密度與骨骼強度。過度劇烈運動雖然不利於髖關節，但仍需要適度的壓力來強化骨骼。最好的方法正是健走。請記得以正確步態行走，確實活動髖關節，將體重放在跨出步伐的腳上。

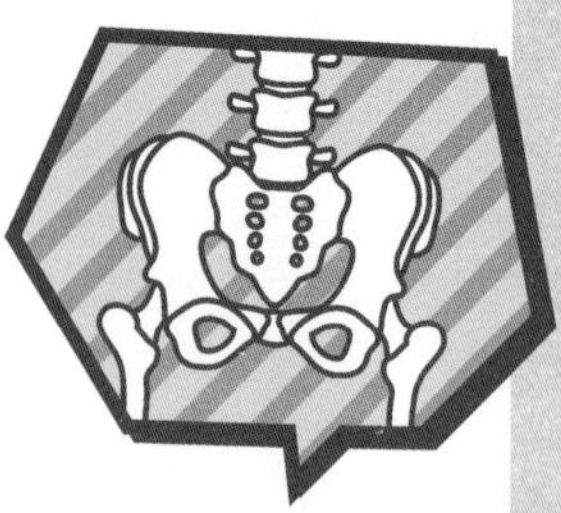

控制體重的重要性

■肥胖限制了治療成效

站著不動時，髖關節同樣承受著來自「體重」的壓力。因此體重越重，罹患退化性髖關節炎的風險越高。

若無法維持適當體重，任何治療都將事倍功半。縱使接受關節囊內矯正術減輕了疼痛，除非減輕體重並減輕髖關節的負荷，否則復發是不可避免的。

如果覺得好像有點變胖了，請透過運動及飲食雙管齊下，努力控制體重。

運動也不需要多複雜繁瑣，只需要「走有走相」，確實依照第107頁介紹的正確步態走路，自然而然會促進全身代謝。

正確步態不僅會使薦髂關節與髖關節活動靈活順暢，還能有助運動能力的提升，進而促進新陳代謝，良性循環自是水到渠成，並養成不易胖體質。

■以食補攝取欠缺的營養成分

關於飲食方面，切忌過量飲食，並盡量避免高糖高脂肪的零食。

反之，我比較會想建議大家應該要多多攝取，能有助於維持人體關節健康需要的營養成分，例如「軟骨素（chondroitin）」、「葡萄糖胺（glucosamine）」以及「膠原蛋白（collagen）」。這些都是關節軟骨的重要成分，但隨著年齡增長會逐漸流失，建議可以多補充。

除了保健食品外，亦可以透過食補的方式來攝取這些營養成分。軟骨素可從納豆、秋葵、金滑菇與山藥等食材中攝取。葡萄糖胺則是富含於蟹、蝦殼及蝦米。而雞皮、雞翅、魚翅、鰻魚、鮟鱇魚、魚凍等食材都富含膠原蛋白。

另外也建議可積極攝取如沙丁魚、鯖魚、秋刀魚、竹莢魚等青背魚，其富含EPA以及DHA，有利血液循環。

結語—讓滑液恢復活力，人生更加神采奕奕！

在本書的最後，我想對各位讀者說，萬一醫師告知你的髖關節病症，只能依靠「後續觀察」與「手術」這2個方法才能解決，我會鼓勵你去尋求第二意見，確認是否還有其他見解。在疾病中，主角是患者本人，無論如何不要忍耐或感到猶豫，儘管為數不多，也請務必前往擅長髖關節治療，能夠綜觀患者的狀況後，給予全面的整合性治療，同時可提供專業復健治療的醫療院所。

改善髖關節問題，就等於改變人生。絕對不是在誇大其詞，有句英文佳句：「生命在於運動（life is moving）」，人生惟有動起來，生活才有樂趣。

若因髖關節疼痛或行走困難，造成外出不便，那麼不僅是關節的活動範圍會縮小，生活的活動範圍同時會受限，心靈也會變得不自由。

讓滑液恢復活力，髖關節症狀就會獲得緩解，隨心所欲想去哪就去哪，參加社群活動也好，外出旅遊亦可。漸漸地，你會變得愈來愈積極活潑，髖關節帶動的可不止於身體，還有心靈的活躍。實際上，我有很多患者都在接受治療後，越來越享受生活，表示自己好似回春10歲！

以神經內科觀點而言，改善髖關節亦有很好的健康療效。良好的血液循環可有效紓緩寒冷及水腫症狀，調養好子宮卵巢，有助於緩解諸多生理不適。

運動量愈高，愈能促進新陳代謝，亦可期待瘦身效果。控制體重對於保護髖關節是必要的。相對的，只要髖關節有所改善，增加活動量後，自然可以維持健康的體重，形成良性循環。

照護髖關節，可謂是百利而無一害。即使出現退化性髖關節炎「早期」症狀，甚至「中期」都還為時不晚。首先，請著手「簡易版關節囊內矯正」以及其他體操持續3個星期，只要願意細心照料，髖關節絕對不會讓你失望。

酒井慎太郎

國家圖書館出版品預行編目（CIP）資料

改善退化性髖關節炎疼痛！: 讓「滑液」恢復活力的體操 / 酒井慎太郎作 ; 徐詩涵譯 . -- 臺北市 : 墨刻出版股份有限公司出版 : 英屬蓋曼群島商家庭傳媒股份有限公司城邦分公司發行，2022.10
面； 公分
譯自 : 痛い変形性股関節症がラクになる！「関節液」よみがえり体操
ISBN 978-986-289-773-7（平裝）
1.CST: 骨盆 2.CST: 退化性關節炎 3.CST: 健康法 4.CST: 體操
416.617 111016203

墨刻出版

改善退化性髖關節炎疼痛！

讓「滑液」恢復活力的體操

痛い変形性股関節症がラクになる!「関節液」よみがえり体操

作者 酒井慎太郎
譯者 徐詩涵
編輯總監 饒素芬
責任編輯 林彥甫
圖書設計 袁宜如
內文設計 朝日メディアインターナショナル株式会社
協力編輯 鈴木裕子

發行人 何飛鵬
事業群總經理 李淑霞
社長 饒素芬
出版公司 墨刻出版股份有限公司
地址 台北市民生東路 2 段 141 號 9 樓
電話 886-2-25007008
傳真 886-2-25007796
EMAIL service@sportsplanetmag.com
網址 www.sportsplanetmag.com

發行 英屬蓋曼群島商家庭傳媒股份有限公司城邦分公司
地址 104 台北市民生東路 2 段 141 號 2 樓
讀者服務電話 0800-020-299
讀者服務傳真 02-2517-0999
讀者服務信箱 csc@cite.com.tw
劃撥帳號 19833516
戶名 英屬蓋曼群島商家庭傳媒股份有限公司城邦分公司

香港發行 城邦（香港）出版集團有限公司
地址 香港灣仔駱克道 193 號東超商業中心 1 樓
電話 852-2508-6231
傳真 852-2578-9337
馬新發行 城邦（馬新）出版集團有限公司
地址 41, Jalan Radin Anum, Bandar Baru Sri Petaling, 57000 Kuala Lumpur, Malaysia
電話 603-90578822
傳真 603-90576622

經銷商 聯合發行股份有限公司（電話：886-2-29178022）、金世盟實業股份有限公司
製版 漾格科技股份有限公司
印刷 漾格科技股份有限公司
城邦書號 LSP021

ISBN 978-986-289-773-7（平裝）
EISBN 9789862897720（EPUB）
定價 360 元
2022 年 10 月初版